AF629820

Selbstregulation und Selbstkontrolle

Rainer Sachse

Selbstregulation und Selbstkontrolle

hogrefe

Prof. Dr. Rainer Sachse, geb. 1948. 1969–1978 Studium der Psychologie an der Ruhr-Universität Bochum. Ab 1980 Wissenschaftlicher Mitarbeiter an der Ruhr-Universität Bochum. 1985 Promotion. 1991 Habilitation. Privatdozent an der Ruhr-Universität Bochum. Seit 1998 außerplanmäßiger Professor. Leiter des Institutes für Psychologische Psychotherapie (IPP), Bochum. Arbeitsschwerpunkte: Persönlichkeitsstörungen, Klärungsorientierte Psychotherapie, Verhaltenstherapie.

Bibliografische Information der Deutschen Nationalbibliothek
Die Deutsche Nationalbibliothek verzeichnet diese Publikation in der Deutschen Nationalbibliografie; detaillierte bibliografische Daten sind im Internet über http://dnb.dnb.de abrufbar.

Hogrefe Verlag GmbH & Co. KG
Merkelstraße 3
37085 Göttingen
Deutschland
Tel. +49 551 999 50 0
Fax +49 551 999 50 111
verlag@hogrefe.de
www.hogrefe.de

Umschlagabbildung: © iStock.com by Getty Images / lamstocker
Satz: Sina-Franziska Mollenhauer, Hogrefe Verlag, Göttingen
Druck: mediaprint solutions GmbH, Paderborn
Printed in Germany
Auf säurefreiem Papier gedruckt

1. Auflage 2020

(E-Book-ISBN [PDF] 978-3-8409-3046-1; E-Book-ISBN [EPUB] 978-3-8444-3046-2)
ISBN 978-3-8017-3046-8
https://doi.org/10.1026/03046-000

Inhaltsverzeichnis

1 Einleitung

In diesem Buch soll von „Selbstregulation“ (SR) die Rede sein: Also von der Möglichkeit einer Person, sich flexibel an Erfordernisse von Lebenskontexten anzupassen, ihre eigenen Motive optimal zu befriedigen und so einen Zustand von Zufriedenheit zu erreichen.

Selbstregulation soll dabei verstanden werden als ein psychologischer Prozess, bei dem eine Person in der Lage ist, verschiedene innere Zustände, Informationen usw. zu berücksichtigen, Entscheidungen zu treffen, flexibel zu reagieren und so optimale Effekte zu erzielen: SR ist damit ein Prozess inneren Abwägens, der Gewichtung von Informationen und der Bildung von Entscheidungen, die dann realisiert werden können (vgl. Baumann, 2009; Brydges & Butler, 2012; Chih-Yuan Sun & Rueda, 2012; Cleary & Chen, 2009; Zimmerman, 1989, 2000; Zimmerman & Schunk, 2001).

SR soll dabei abgegrenzt werden von *Selbstkontrolle* (SK), bei der eine Person sich dazu entschließt, *ein Ziel gegen anders laufende Motive, Tendenzen etc. durchzusetzen:* Dabei wägt sie nicht mehr ab, vielmehr hat sie sich schon entschieden; sie ist auch nicht mehr flexibel, da sie nun konsequent einen Handlungsstrang verfolgen will.

Eine solche Unterscheidung von Selbstregulation und Selbstkontrolle ist von großer psychologischer Relevanz, denn es sollte einer Person vorrangig um die Herstellung von Selbstregulation gehen, da nur dadurch implizite Motive befriedigt werden können, da nur so ein Zustand intrinsischer Motivation erreicht und nur so ein Effekt von Zufriedenheit hergestellt werden kann. Selbstkontrolle, das wird deutlich werden, kann oft einer effektiven Selbstregulation dienen und ist manchmal, wenn eine Selbstregulation nicht mehr möglich ist, von großer Bedeutung, stellt aber letztlich keine Alternative zur SR dar.

Psychologisch sollte SR, wenn immer möglich, psychologisch Vorrang vor SK haben.

In der anglo-amerikanischen Literatur gibt es jedoch sehr oft das Problem, dass zwischen Selbstregulation und Selbstkontrolle konzeptionell nicht unterschieden wird: Wenn von „self-regulation“ die Rede ist, ist damit sehr oft das gemeint, was hier als Selbstkontrolle bezeichnet wird (vgl. Baumeister & Heatherton, 1996; Heatherton, 2011).

In diesem Buch soll ein *psychologisches Modell der Selbstregulation* vorgestellt werden: Dabei geht es vor allem um die Bedeutung von Schemata und Motiven für eine effektive SR, aber auch für eine gestörte SR. Darüber hinaus soll die Relevanz eines solchen Modells für die klinische Psychologie und die Psychotherapie aufgezeigt werden.

In diesem Buch soll erarbeitet werden,
- was man psychologisch unter Selbstregulation (SR) verstehen kann;
- wie Selbstregulation „psychologisch funktioniert";
- was Selbstregulation psychologisch bewirkt und warum sie wichtig ist;
- welche Probleme von einer gestörten Selbstregulation ausgehen;
- welche Prozesse eine effektive Selbstregulation fördern und welche sie beeinträchtigen;
- was die Unterschiede zwischen Selbstregulation (SR) und Selbstkontrolle (SK) sind;
- wie eine Selbstkontrolle einer Selbstregulation dienen kann;
- in welcher Weise psychische Störungen als Störungen der Selbstregulation aufgefasst werden können;
- in welcher Weise Psychotherapie als Förderung/Wiederherstellung von Selbstregulation aufgefasst werden kann.

2 Was ist Selbstregulation?

In der Psychologie und vor allem in der Psychotherapie sind verschiedene Ansätze von Selbstregulation (und/oder Selbstkontrolle) entwickelt worden, vor allem von Kanfer (vgl. Brakemeier & Jacobi, 2017; Kanfer, 1970, 1971, 1985, 1987; Kanfer & Karoly, 1972, 1977; Kanfer, Reinecker & Schmelzer, 1991; Karoly & Kanfer, 1982; Lieb, 1996).

Man kann Selbstregulation auffassen als Fähigkeit einer Person, solche Entscheidungen zu treffen und sich (langfristig) so zu verhalten, dass positive Konsequenzen, positive Affekte und eine Steigerung der Lebensqualität resultieren und negative Konsequenzen, negative Affekte und „persönliche Kosten" möglichst reduziert werden (vgl. Förster & Denzler, 2006).

Selbstregulation (oder Selbstbestimmung) stellt daher eine wichtige Fähigkeit von Personen dar, die von einer Reihe psychischer Faktoren abhängt (Baumann, 2009; Deci & Ryan, 1985a, 1985b, 2000, 2002; Deci et al., 1994, 1999; Fröhlich & Kuhl, 2003)

Selbstregulation meint in Anlehnung an Kuhl (1996, 2001) einen Prozess, in dem das Individuum versucht, *einen Konsens zu bilden aus unterschiedlichen Anforderungen, Wünschen, Motiven und Möglichkeiten.* Das Individuum versucht, Anforderungen der Realität so zu bewältigen, dass möglichst wenig Stress entsteht und dass dabei möglichst viele wichtige Motive berücksichtigt und Ziele realisiert werden. Dabei werden innere Kompromisse geschlossen (auch mit (zeitweisen) Verzichten), *die das Individuum für sich selbst akzeptieren kann.*

Mummendey (2006) bezeichnet Selbstregulation als den Prozess, bei dem das Individuum versucht, das eigene Verhalten so gut wie möglich den persönlichen Standards und Zielen anzupassen. Bei dem Prozess dieser Anpassung ist es hilfreich, wenn das Individuum über eine wichtige metakognitive, selbstreflexive Fähigkeit und Tätigkeit verfügt, die von Bandura (1977a, 1977b, 1983, 1984, 1988, 1989, 1991, 1992a, 1992b, 1997, 2001; Bandura et al., 1977) als „self efficacy" oder „Selbst-Effizienz-Erwartung" bezeichnet wird: Dies ist die Annahme bzw. Überzeugung des Individuums davon, effektiv Kontrolle über sein Verhalten und mit seinem Verhalten über die Umwelt ausüben zu können (Mummendey, 2006, S. 183): Denn „nur wer glaubt, durch sein Handeln bestimmte erwünschte Ergebnisse erzielen zu können, wird angemessene Anreize für sein Handeln haben und Schwierigkeiten bewältigen" (S. 185; Deci & Ryan, 1985a, s. a. 1985b, 2000, 2002).

Selbstregulation bedeutet auch, dass das Individuum einen guten Zugang hat zu Motiven, Zielen, Werten, aber auch zu Ressourcen und Kompetenzen, d. h. dass es eine geringe „Entfremdung vom eigenen Motivsystem" (sog. „Alienation") aufweist (vgl. Baumann & Kuhl, 2005; Beckmann, 1997, 2006; Kuhl, 1995, 2001; Kuhl & Beckmann, 1994a; Kuhl & Kaschel, 2004; Kuhl & Kazen, 1994). Außerdem setzt Selbstregulation voraus, dass die Person in der Lage ist, die Anforderungen der Realität gut zu analysieren und ein *gutes Modell von der Realität hat.* Und Selbstregulation bedeutet, dass es versucht, eigene Wünsche und die Anforderungen der Realität so in Einklang zu bringen, dass dabei möglichst hohe Gewinne und möglichst geringe Kosten entstehen.

> *Damit wird auch deutlich, dass eine starke intrinsische Motivation ein wichtiger Aspekt von Selbstregulation ist: Jede intrinsische Motivation folgt der Logik der Selbstregulation* (Deci, 1975, 1980; Deci & Ryan, 1980, 1985a, 1985b; Ryan, 1982).

Es gibt auch psychologische Faktoren, die eine Selbstregulation stören oder beeinträchtigen. Dies können z. B. sein:

- Kompetenzdefizite, die einen effektiven Umgang mit der Realität erschweren,
- Schemata, die zu ungünstigen Interpretationen, Reaktionen und Emotionen führen,
- Probleme im Zugang zu Motiven und Emotionen.

Selbstregulation kann nicht nur durch eine einzelne psychologische Variable definiert werden: Vielmehr resultiert sie aus einem komplexen Zusammenspiel vieler Variablen. Man kann Selbstregulation systemtheoretisch als eine *emergente Eigenschaft* betrachten: Emergente Eigenschaften eines Systems sind solche, die aus dem Zusammenspiel der Systemkomponenten logisch hervorgehen, die als solche aber nicht Teil des Systems sind, sondern etwas Neues erzeugen (Bischof, 2016, S. 152; Haken & Schiepek, 2010, S. 298ff; Stephan, 1999).

> Insgesamt kann man Selbstregulation (SR) als einen Prozess definieren, bei dem relevante Variablen so wechselwirken, dass eine Person in einem gegebenen Kontext ein Maximum an Gewinnen und/oder ein Minimum von Kosten erzeugen kann.

Diese Definition hat einige Implikationen:

- SR ist ein *Prozess:* Dieser Prozess verläuft ständig, er wird von vielen sich ständig verändernden Variablen beeinflusst, sodass eine SR nie „abgeschlossen" ist oder einen „Endzustand" erreicht hat. SR ist etwas, das eine Person immer von Neuem herstellen muss.

- Relevante Variablen: In dem im Folgenden dargestellten Modell der SR werden solche Variablen spezifiziert, die für besonders relevant gehalten werden. Natürlich können nie *alle* potentiell relevanten Variablen in einem Modell berücksichtigt werden.
- Wechselwirkung: Die Variablen wirken aufeinander ein, z. T. im Sinne von Feedback-Schleifen.
- Kontext: Eine SR im obigen Sinne kann immer nur in einem bestimmten Kontext realisiert werden: Dabei sind folgende Aspekte besonders relevant: Paarbeziehung, Arbeitskontext, Freunde und Hobbys.
- Gewinne/Verluste: Was für eine Person ein „Gewinn" und was ein „Verlust" ist, wird vor allem vom Motivsystem bestimmt: Kann eine Person ein Motiv befriedigen, ein Ziel erreichen oder eine Norm erfüllen, erzielt sie etwas, was man als „Gewinn" bezeichnen kann; wird ein Motiv frustriert, ein Ziel verfehlt oder eine Norm nicht erfüllt, kann man dies als „Kosten" definieren.

3 Ein theoretisches Modell der Selbstregulation

Es soll nun ein theoretisches Modell entwickelt werden, durch welche psychologischen Faktoren bzw. ihre Interaktion eine effektive Selbstregulation zustande kommt. Dies kann wegen der enormen Komplexität des Sachverhalts aber nur ein vereinfachtes Modell sein: Ich möchte hier vor allem solche Faktoren aufführen, die aus psychotherapeutischer Sicht relevant sind.

Eine zentrale Aufgabe einer Person besteht darin, Anforderungen der „Realität" und Anforderungen des eigenen Motivsystems in Einklang zu bringen: Psychologisch ist dies eine immer vorhandene, schwierige Aufgabe, die nie ideal, sondern höchstens optimal gelingt.

Es geht darum, eine *Balance* zwischen den *zwei* Anforderungen zu finden: Diese Balance wird aber immer wieder durch neue Anforderungen der Realität gestört sowie auch durch neu aufkommende Motive und Bedürfnisse. Eine Person muss daher diese Balance immer wieder neu herstellen, und dies gelingt ihr nur mehr oder weniger gut.

Eine Person kann hier *zwei* Arten von Fehlern machen:

- Sie kann sich zu stark an den Anforderungen der Realität orientieren bzw. an internalisierten Normen, wodurch sie das eigene Motivsystem ignoriert, Unzufriedenheit und viele typische Kosten schafft.
- Sie kann sich aber auch zu stark am eigenen Motivsystem orientieren, wodurch sie mit den Anforderungen der Realität in Konflikt gerät, was wiederum bestimmte Arten von Kosten erzeugt.

Der Prozess der Selbstregulation beginnt mit den Anforderungen, die das Motivsystem und die Realität, der Lebenskontext des Klienten, stellen und die die Person erkennen, beachten und analysieren muss. Die Person muss Abwägungen und Entscheidungen treffen, sie wird aber dabei auch beeinflusst von affektiven und kognitiven Schemata, expliziten Motiven, Wissen und Realitätsmodellen: Und alle diese Aspekte können die Entscheidungsfindung funktional, aber auch dysfunktional beeinflussen.

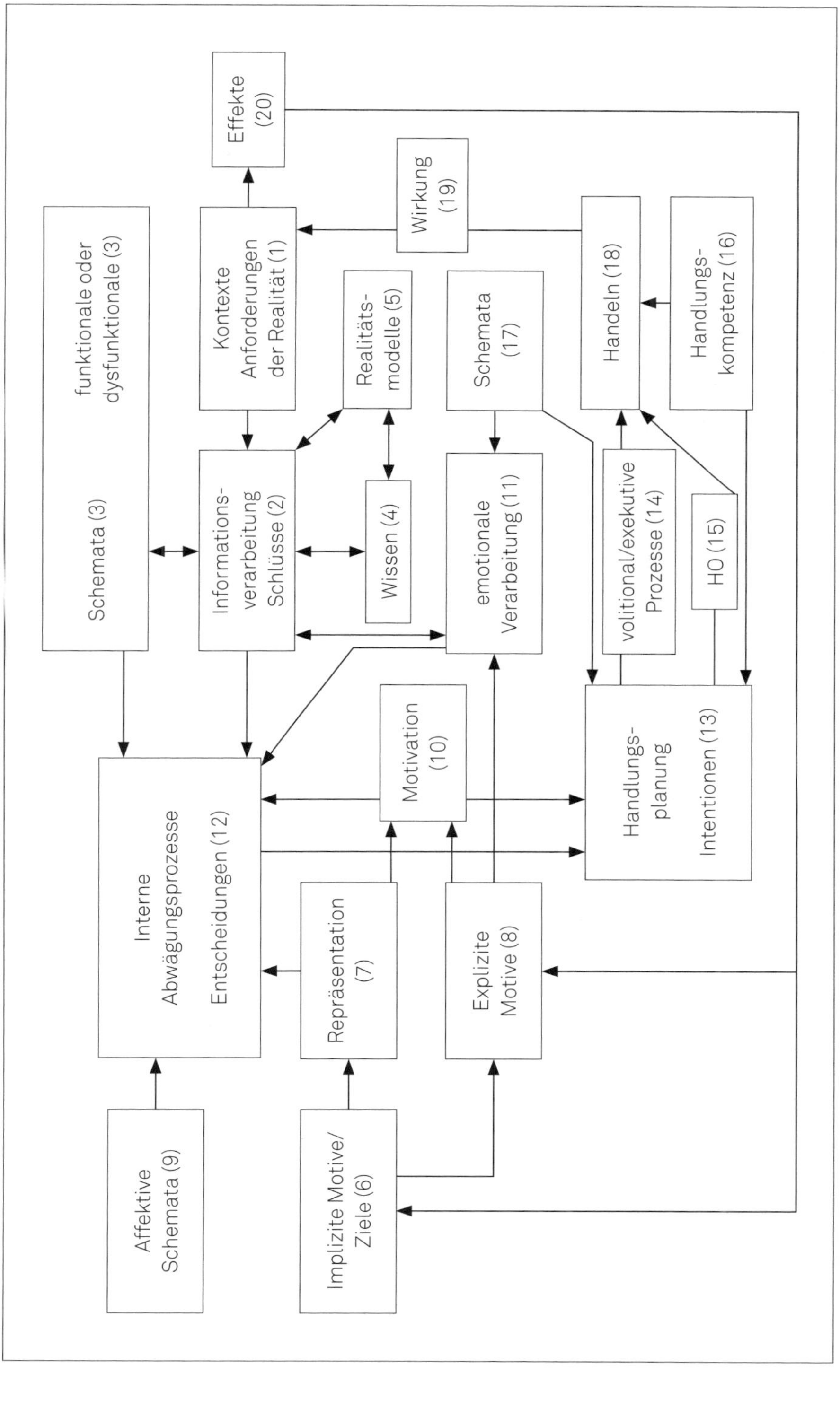

Abbildung 1: Modell der Selbstregulation

Ein Modell der Selbstregulation ist in Abbildung 1 dargestellt. Hier sollen zunächst einmal die relevanten Aspekte des Modells in der Übersicht dargestellt werden. Auf besonders relevante Aspekte wird dann im Folgenden noch ausführlicher eingegangen.

Im Folgenden sollen Komponenten des Modells näher erläutert werden.

1. Kontexte
Personen leben in bestimmten *Kontexten:* Diese stellen bestimmte *Anforderungen* an die Person. Sie bestimmen, welche Ziele und Motive sich (wie) erreichen lassen, welche Probleme (dabei) auftreten. Sie beschränken den Handlungsspielraum und bestimmen, welche Konsequenzen (positive wie negative) aus Handlungen resultieren (vgl. Hogg & Vaughan, 2010; dies wird besonders deutlich in Studien zum interkulturellen Vergleich (Berry et al., 1997; Bonta, 1997; Hogg & Tindale, 2005; Hogg & Turner, 1987; Lehman et al., 2004; Smith et al., 2006; Smith & Bond, 1998; Triandis et al., 1980)). Dabei geht es sowohl um die engeren Lebenskontexte der Person wie Arbeit und Beruf, Partnerschaft, Familie und Freizeit etc.

Man kann annehmen, dass zur Erreichung von Zufriedenheit ein gutes „Funktionieren" besonders in den Bereichen „Partnerschaft" und „Arbeitskontext" wichtig ist.

Der Kontext bestimmt in hohem Maße, *welche positiven oder negativen Konsequenzen ein bestimmtes Handeln hat,* er definiert Erwartungen, Normen, Regeln. Diesen Erwartungen usw. muss eine Person gerecht werden, damit ihr Handeln positive Konsequenzen erzeugen kann (die wiederum auch Ziele und Motive befriedigen können) und negative Konsequenzen („Kosten") vermieden werden.

In diesem Kontext (der „Realität") muss eine Person zurechtkommen, denn *der Kontext* determiniert, welche Ziele eine Person erreichen *kann,* welche Motive sie befriedigen *kann,* aber auch, welche Kosten der Person entstehen, wenn sie gegen Erwartungen etc. verstößt.

> *Die Person muss diesen Anforderungen in bestimmter Weise gerecht werden, um Kosten zu vermeiden, aber auch, um bestimmte Motive überhaupt befriedigen zu können.*
>
> Damit ist erkennbar: Den Anforderungen des Kontextes zu entsprechen, bedeutet letztlich auch wieder, eigene Motive optimal befriedigen zu können, also deutliche persönliche Gewinne und möglichst geringe persönliche Kosten zu produzieren: Letztlich geht es damit gar nicht um die Anpassung an Kontexte, sondern um die Regulation innerer Befindlichkeiten.

Andererseits hat die Person Einfluss auf den Kontext und eine (begrenzte) Kontrolle über ihn. Ihre Handlungen üben Einfluss auf den Kontext aus und haben wieder bestimmte Konsequenzen (vgl. Furnham, 2003; Jonas et al., 2007; Lerner,

1977). So kann sie selbst viel zum Gelingen einer Partnerschaft beitragen, kann in gewissem Ausmaß ihren beruflichen Erfolg steuern oder sie kann viel dazu beitragen, dass ihre Beziehung (Sachse & Sachse, 2006) oder ihre Karriere scheitert (Sachse & Collatz, 2012).

2. Verarbeitung

Der Kontext wird von der Person *verarbeitet* (Förster & Liberman, 2006; Strack, 1992): Die Verarbeitung wird dabei beeinflusst von Wissen, früheren Realitätsmodellen, Schemata, Emotionen (Forgas, 2002; Schwarz, 2001).

Man kann theoretisch darüber diskutieren, ob eine Person in der Lage ist, „die Realität" wirklich valide wahrzunehmen (Bunge & Mahner, 2004; Vollmer, 1975, 2003). Was man aber sicher sagen kann, ist, *ob ein Realitätsmodell im Kontext des Klienten funktioniert:* Dies tut es dann, wenn es mehr Gewinne als Kosten erzeugt, und es funktioniert dann nicht, wenn die Kosten überwiegen. Personen können demnach ihre Realitätsmodelle immer „empirisch testen". Die Person kann Modelle über die Realität bilden, die unterschiedlich gut elaboriert sind, unterschiedlich differenziert, sodass sie unterschiedlich gute Interpretationen aktueller Situationen erlauben.

Die Person zieht aus Daten Schlussfolgerungen und bildet Hypothesen. Diese sind immer *Konstruktionen,* sie bilden die Realität nicht 1 zu 1 ab. Eine Person kann aber relativ gute, in der Realität gut funktionierende Konstruktionen aufweisen oder schlechte Konstruktionen, die zu Fehlern bei Entscheidungen und Handlungen führen. Dies impliziert auch, dass die Kontexte, in denen eine Person lebt, nie einen „direkten" Einfluss ausüben: Die Kontexte werden immer interpretiert (wie noch ausgeführt wird) durch Schemata, Realitätsmodelle, emotionale Verarbeitungen etc.

„Verarbeitung" impliziert aber auch die Reflektion über eigene Denk- und Entscheidungsprozesse, also darüber, *wie* man denkt, ob das Denken korrekt ist usw.: Damit sind hier ebenfalls metakognitive Prozesse von Bedeutung (Dinsmore et al., 2008; Efklides, 2008; Kaplan, 2008; Kitsantas et al., 2008).

3. Schemata

Auf den Begriff und die Bedeutung von Schemata wird in Kapitel 6 näher eingegangen werden: Hier soll aber vorab eine kurze Einführung gegeben werden.

Schemata bestimmen in hohem Maße die aktuelle Situationsinterpretation: Sie bestimmen, wie die Situation aufgefasst wird, welche Aspekte fokussiert und welche ausgeblendet werden. Sie bestimmen auch systematische Verarbeitungsfehler etc. (vgl. Anderson, 1981; Abelson, 1981; Fiske & Taylor, 1991, 2008; Forgas, 2002, 2006; Rumelhart & Ortony, 1977). Schemata können dazu beitragen, dass eine Person gut funktionierende Realitätsmodelle bildet oder Modelle, die zu Problemen führen (Beck, 1979; Beck & Emery, 1981; Beck et al., 1961, 1976, 1981, 1993, 1997; Beck & Greenberg, 1979).

Schemata sind Annahmen, Überzeugungen, die die Person von sich selbst hat (Selbstschemata), die sie über Beziehungen hat (Beziehungsschemata) oder die sie über Realität hat (Realitätsschemata). Diese Annahmen bilden sich in der Biographie.

Funktionale Schemata wie hohe Selbsteffizienzerwartung, positive Selbsteinschätzung, Handlungsorientierung u. a. führen zu positiven Interpretationen. *Dysfunktionale Schemata* wie ein negatives Selbstschema (SK-), negative Beziehungsschemata, Normen und Regeln führen zu negativen Interpretationen.

Von großer Bedeutung sind hier auch normative Schemata: Schemata, die Vorschriften für die Person selbst enthalten (die für eine Person unterschiedlich verbindlich sind), wie z. B.: „Du solltest nicht egoistisch sein.“, „Sei der Beste!“, „Du darfst keine Fehler machen!“. Normen sind damit Aussagen der Form: „Du sollst“, „du musst“ oder „du darfst nicht“. Auch hier gibt es funktionale Normen wie soziale Normen, die eine kooperative Interaktion mit anderen Personen ermöglichen (z. B.: „Du sollst andere nicht schädigen!“), und es gibt dysfunktionale Normen, die Personen (hohe) Kosten erzeugen (z. B.: „Sei der Beste!“, „Mache keine Fehler!“, „Sei immer die Wichtigste!“).

Dysfunktionale Schemata führen immer zu einem ungünstigen Verarbeitungsbias oder zu einer „voreingenommenen Verarbeitung“ (vgl. Sachse, 1999, 2001, 2003, 2013a, 2014a; Sachse, Breil & Fasbender, 2009; Sachse, Fasbender & Breil, 2009; Sachse, Sachse & Fasbender, 2010). So führt die Annahme „ich bin kompetent“ bei einer Einladung, einen Vortrag zu halten, zu Erwartungen von Erfolg, positiver Emotion und Annäherungsverhalten. Die Annahme „ich kann nichts“ führt dagegen zur Erwartung zu scheitern, zu negativen Emotionen und zu Vermeidungsverhalten, und das unabhängig davon, ob die Annahmen stimmen oder nicht.

Manche Annahmen, die eine Person über sich (oder über die Realität bzw. über das Zusammenspiel beider) macht, führen zu eher funktionalen Entscheidungen und Handlungen und fördern damit die Selbstregulation. Andere Annahmen bewirken jedoch das Gegenteil und *stören* damit eine gute Selbstregulation (manchmal extrem).

4. Wissen

Das Ausmaß von *Wissen,* das die Person von sich selbst und „der Realität“ hat, bestimmt Art, Umfang und Tiefe des Verarbeitungsprozesses (Beckenkamp, 1995). Hier sind auch Aspekte des Lernens involviert (vgl. Frensch, 2006; Frensch & Rünger, 2003; Haider & Hoyndorf, 2006; Hammerl & Grabitz, 2006; Mazur, 2001; Reber, 1993) sowie auch *Verarbeitungsfähigkeiten* gemeint (vgl. Engelkamp & Rummer, 2006; Zimmer, 2006), wie die Fähigkeit zur Empathie, zur Bildung mentaler Modelle etc. (vgl. Sachse, 1993, 1996a, 2011, 2015a; Seel, 1991).

5. Realitätsmodelle

Die Person bildet ein *Modell über die Realität,* also Annahmen darüber, wie „die Realität funktioniert", was man tun kann/muss, um bestimmte Ziele zu erreichen, welche Handlungen in welchen Kontexten welche Konsequenzen haben usw. (Anderson, 1983; Johnson-Laird, 1983; Seel, 1991).

Streng genommen kann man also zwar nicht sagen, ob Modelle die Realität korrekt wiedergeben, man kann jedoch sehr gut sagen, ob Modelle in einem Kontext „funktionieren" oder nicht. Die Person hat verschiedene *Aspekte oder Teilmodelle über die Realität:* Über bestimmte Aspekte der Realität wie „soziale Beziehungen", „Umgang mit Vorgesetzten" etc. Diese Modelle können hoch funktional sein (d.h. zu konstruktiven Handlungen und Effekten führen) oder dysfunktional sein (d.h. zu ungünstigen Handlungen und hohen Kosten führen).

6. Implizite Motive

Eine Person weist *implizite Motive* auf (Brunstein & Maier, 2005; Epstein, 1994; McClelland, 1987; McClelland et al., 1989): Diese Motive sind die, deren Befriedigung Zufriedenheit schafft und die für persönliches Wohlbefinden hoch relevant sind (Brunstein, 1993; Brunstein & Maier, 2002; Brunstein et al., 1999, 2007; Maier & Brunstein, 2001).

Diese Motive sind implizit, d.h. sie sind dem Bewusstsein nur schwer zugänglich (Brunstein & Schultheiss, 1996; Epstein, 1994; McClelland, 1987). Auf diese Aspekte wird in Kapitel 7 näher eingegangen.

7. Repräsentation von Motiven

Dennoch können wesentliche Aspekte der eigenen Motive einer Person *präsent* sein, d.h. sie hat ein valides Modell über Aspekte ihrer Motive und/oder sie hat in aktuellen Situationen einen relativ guten Zugang zu dem, was sie wirklich möchte (Beckmann, 1997, 2006).

Personen unterscheiden sich sehr stark im Ausmaß einer (validen) Repräsentation: Manche Personen haben eine schlechte Repräsentation und einen schlechten aktuellen Zugang: Diese Personen weisen eine hohe *Alienation* auf. Dies wird in Kapitel 8 noch näher ausgeführt.

8. Explizite Motive

Personen weisen *explizite Motive/Ziele* auf: Diese Ziele sind bewusst repräsentiert und beeinflussen in hohem Maße Abwägungsprozesse (Epstein, 1973, 1990, 1991,

1994; Schultheiss & Brunstein, 1999; Weinberger & McClelland, 1990). Ziele können bewusst sein, aber auch durch Situationskontexte automatisch aktiviert werden (Bargh & Gollwitzer, 1994; Gollwitzer & Moskowitz, 1996).

Explizite Motive werden z. T. gebildet durch implizite Motive, geben diese also z. T. wieder. Explizite Motive bilden sich aber vor allem in der Biographie durch Sozialisation: Durch soziale Anforderungen, Erwartungen, Bekräftigungen etc. Die expliziten Motive können daher völlig andere sein als die Impliziten.

9. Affektive Schemata
Im affektiven System haben sich in der Biographie *affektive Schemata* gebildet: Diese führen (meist) zu negativen, dysfunktionalen, affektiven Verarbeitungen und beeinflussen die Abwägungsprozesse negativ (Sachse, 2014d; Sachse & Langens, 2014a, 2014b). Affektive Schemata kommen durch affektive Verarbeitungsprozesse zustande, die parallel zu kognitiv-analytischen Prozessen ablaufen und deren Funktion im Wesentlichen darin besteht zu beurteilen, ob Situationen für eine Person positiv oder negativ sind (vgl. Epstein, 1973, 1990, 1991, 1994; Epstein et al., 1996; Teasdale, 1996, 1997; Teasdale & Barnard, 1993; Teasdale et al., 2000).

10. Motivation
Die Person bildet eine aktuelle *Motivationslage,* also eine aktuell bestehende Struktur von Zielen, die sie anstreben oder erreichen möchte (Atkinson, 1964; Atkinson & Birch, 1970; Heckhausen, 1989; Kuhl, 1983c, 2001; Rudolph, 2003).

11. Emotionale Verarbeitung
Die Person weist eine aktuelle *emotionale Verarbeitung* auf: Die Interpretationen und Bewertungen „werden in aktuelle Appraisal-Prozesse eingespeist" und führen zu einer aktuellen Emotionslage (Sachse & Langens, 2014c, 2014d; Scherer, 1982, 1984, 1988, 1991, 1996; Schmidt et al., 2010).

12. Abwägungen/Entscheidungen
Die Person muss alle diese Aspekte *abwägen:* Die Anforderungen der Realität, die in der Realität (aufgrund von Handlungen) zu erwartenden Effekte, die Anforderungen des Motivsystems, der impliziten und expliziten Motive, Schemata etc. Eine Person sollte also in der Lage sein, Reflexionsprozesse zu initiieren und durchzuführen. Die Person muss die Anforderungen abgleichen, Kompromisse machen, Belohnung aufschieben oder Risiken eingehen etc.

Beim Prozess des *Abwägens* geht es wesentlich auch um *Selbst-Reflexion:* Um ein Reflektieren über eigene Standards, Ziele etc., auch um eine Beobachtung und Bewertung eigener Kognitionen und darum, sich selbst zum Objekt eigener Aufmerksamkeit zu machen. Daher spielen Prozesse der Meta-Kognition eine Rolle, bei denen eine Person über ihr eigenes Denken reflektieren kann (Flavell, 1971; Lajoie, 2008; Zimmerman & Martinez-Pons, 1986, 1988).

Äußerst wesentlich ist, dass die Person Abwägungen so trifft, dass sie sowohl wesentliche Ansprüche ihres Motivsystems berücksichtigt als auch relevante Anforderungen des Kontextes: Sie muss zumindest versuchen, zwischen diesen beiden „Anforderungen" einen Ausgleich zu schaffen, denn sie kann die Ansprüche des Motivsystems genauso wenig „ungestraft" ignorieren wie die Anforderungen der Realität. Tut sie Ersteres, resultiert Unzufriedenheit; tut sie Zweites, sabotiert sie (kurz- oder langfristig) wieder eigene Ziele.

Diese Abwägungsprozesse sind ein zentraler Kern der Selbstregulation: Die Person muss Kompromisse schließen, denn oft lassen sich die verschiedenen Anforderungen nicht gleichzeitig realisieren, da sie inkompatibel sind oder sich z. T. krass widersprechen. Sie muss sich manchmal entscheiden, bestimmte Motive zurückzustellen, weil es wichtiger erscheinen kann, erst einmal Anforderungen der Realität zu erfüllen; dann kann sie aber planen, diese Motivbefriedigung langfristig doch zu realisieren. Sie kann sich auch dafür entscheiden, Aspekte des Kontextes zu ignorieren und die damit verbundenen Kosten in Kauf zu nehmen.

Also muss sie sowohl ihre Motive gut „abfragen" als auch die relevanten Aspekte des Kontextes sehr sorgfältig analysieren. *Und* sie muss versuchen, dazwischen einen Ausgleich zu schaffen. Da dies oft nicht perfekt gelingen wird, muss sie bereit sein, Kosten in Kauf zu nehmen und damit zu leben: Denn *jede Entscheidung* wird Kosten haben, und es ist gut, wenigstens einige davon zu antizipieren und *dann explizit zu akzeptieren.* Und die Person sollte auch akzeptieren, dass sich Unsicherheiten bei Entscheidungen nie wirklich vermeiden lassen: Es ist nie möglich, alle Konsequenzen vorherzusagen oder viele Aspekte unter Kontrolle zu haben: Will man gut leben, muss man lernen, mit Unsicherheit zu leben!

In jedem Fall bedeutet aber eine *echte Entscheidung,* dass man wesentliche Aspekte analysiert hat, dass man weiß, dass man etwas Bestimmtes jetzt wirklich will, dass man bereit ist, die damit verbundenen Kosten zu akzeptieren, und dass man weiß, dass Ziele und Kosten akzeptabel sind, weiß, dass das eigene System beides integrieren kann: Die Kosten sind tragbar, man tut etwas, was zu den eigenen Zielen, Motiven, Normen passt, was damit einen Zustand *innerer Konsistenz* erzeugt.

Eine solche Entscheidung kann man dann durchhalten, auch gegen Widerstände und Hindernisse, man kann Energie in die Umsetzung stecken. Und vor allem: Man ist nach einer solchen Entscheidung *weitgehend konfliktfrei,* weil das System dann systematisch aufkommende Dissonanzen reduziert (vgl. Festinger, 1957; Festinger & Carlsmith, 1959; Frey & Gasha, 2001; Harmon-Jones & Mills, 1999; Harmon-Jones & Harmon-Jones, 2002; Peus, Frey & Stöger, 2006). Ist man vor einer Entscheidung noch nicht im Klaren darüber, ob Toyota oder Mercedes das beste

Auto ist (was faktisch auch nur schwer zu entscheiden ist), so ist man nachher völlig sicher, dass Mercedes viel besser ist und: Man glaubt, dass man das immer schon gewusst habe! Diese systematische Selbsttäuschung ist eine *positive Illusion* (vgl. Baumeister, 1989; Colvin & Block, 1994; Försterling & Morgenstern, 2006; Robins & Beer, 2001; Sachse, 2014c; Taylor & Brown, 1988), denn sie stabilisiert die Entscheidung in ganz entscheidendem Maße! Selbst wenn noch Konflikte auftauchen sollten, können sie relativ schnell wieder reduziert werden, sodass die Entscheidung sehr gut „gegen alle Anfechtungen" durchgehalten werden kann.

Manchmal treffen Personen aber Entscheidungen, nur um den Konflikten zu entgehen, ohne dass sie geprüft haben, ob sie „mit dem System kompatibel" sind: In dem Fall sprechen wir von *„Pseudo-Entscheidungen":* Die Person ist nach der Entscheidung keineswegs konfliktfrei, sie entscheidet sich ständig neu und um, bleibt „zerrissen" und lähmt sich damit selbst: Solche „Entscheidungen" sind wenig sinnvoll, denn sie schaffen gar keine Klarheit und überhaupt keine Entschlossenheit!

Wesentlich ist auch die Fähigkeit, sich selbst zum Gegenstand eigener Betrachtung zu machen, also einen Zustand *objektiver Selbstaufmerksamkeit* einzunehmen: Dies ist eine wesentliche Voraussetzung für eine effektive Selbstreflexion (vgl. Buss, 1980; Buss & Scheier, 1976; Carver, 1979; Carver & Scheier, 1981, 1985a, 1985b; Carver et al., 1979; Duval & Wicklund, 1972; Fenigstein, 1979, 1987; Scheier & Carver, 1983, 1985, 1988; Scheier, 1980; Scheier et al., 1978, 1979; Zimmerman, 2008).

Die Person muss *Entscheidungen* darüber treffen, was in welcher Reihenfolge zu tun ist. Mit einer Entscheidung geht die Person von der Phase der Motivierung (des Möchtens oder Anstrebens) in die Phase der Volition (das „wirklich Wollen") über: Sie plant Handlungen, überwindet Probleme, schirmt Intentionen ab etc. (vgl. Gollwitzer, 1993, 1999; Goschke, 2002; Heckhausen, 1987a, 1987b; Kuhl, 2001).

An dieser Stelle muss die Person auch manchmal sinnvollerweise *Selbstkontrolle* (s.u.) realisieren, um Ziele zurückzustellen, Belohnungen aufschieben zu können u.Ä. *In diesem Sinne kann dann eine Selbstkontrolle durchaus im Dienste einer Selbstregulation stehen.* Das verbreitetste Beispiel ist, dass eine Person sich aus gesundheitlichen Gründen dafür entscheidet, abzunehmen: Obwohl ihr Motivsystem (heftig) etwas anderes nahelegt. In dem Fall wird sie die Entscheidung oft nur durch eine gute Selbstkontrolle umsetzen können.

13. Intentionen und Handlungsplanung
Die Person *bildet Intentionen und plant Handlungen:* Entweder für unmittelbare Reaktionen oder für langfristige Strategien (Austin & Vancouver, 1996; Brunstein & Maier, 1996, 2002, 2005; Brunstein et al., 2007; Klinger, 1977).

14. Volition und exekutive Prozesse
Um handeln zu können, muss eine Person in die Phase der *Volition* eintreten: Dabei geht es um die Frage, wie eine getroffene Entscheidung nun in der Realität realisiert werden kann.

In dieser Phase muss eine Person
- Probleme und Hindernisse analysieren,
- versuchen, die Probleme zu lösen und die Hindernisse abzubauen oder zu umgehen,
- in der Lage sein, bestimmte regulatorische Funktionen auszuführen.

15. Handlungs- und Lageorientierung
Die Konzepte der *Handlungs- und Lage-Orientierung* wurden von Kuhl entwickelt (vgl. Kuhl, 1994a, 1994b, 1994c, 2001; Kuhl & Beckmann, 1994a; Kuhl & Kazén, 2003). Eine Person mit hoher Handlungsorientierung (HO)
- grübelt nicht lange über die Ursachen von Misserfolg,
- analysiert Fehler, lernt aus ihnen und startet schnell einen neuen Versuch,
- verarbeitet nur so viele Informationen, wie notwendig sind, um eine Entscheidung zu treffen,
- trifft schnell Entscheidungen
- und kommt so schnell ins Handeln.

Eine Person mit hoher Lageorientierung (LO)
- grübelt lange über die Ursachen von Misserfolg,
- nimmt dabei aber keine effektive Analyse von Fehlern vor,
- ist lange emotional blockiert,
- analysiert zu lange oder zu viele Informationen,
- kann sich schlecht entscheiden,
- kommt damit nicht oder nicht schnell genug ins Handeln.

HO ist damit für eine hohe Handlungseffizienz von großer Bedeutung. (Allerdings kann eine sehr hohe HO auch dazu führen, dass Personen zu wenig oder zu kurz Informationen analysieren, zu schnell entscheiden und damit aufgrund einer unzureichenden Datenbasis handeln.)

16. Handlungskompetenz
Dabei spielen Handlungskompetenzen eine wesentliche Rolle. Hier sind z. B. Fähigkeiten der sozialen Kompetenz, der Problemlösung etc. gemeint (Hinsch & Pfingsten, 2015; Stenzel & Krumm, 2017).

17. Schemata
Auch hier haben *Schemata* wieder einen Einfluss: Funktionale Schemata fördern positive Intentionen, dysfunktionale Schemata hemmen sie.

18. Handeln
Die Person muss dann ein *konkretes Handeln* ausführen.

19. Wirkung
Das wieder auf den Kontext einwirkt, in dem sie lebt und dabei Effekte im Sinne von positiven/negativen Kontingenzen erzeugt.

20. Handlungseffekte
Die Handlungseffekte werden durch das verhaltenstheoretische Modell gut beschrieben, das vier Arten von Effekten unterscheidet:

- C+: Es treten positive Effekte ein, die die Person als „Gewinne“ betrachtet, die positive Affekte oder Emotionen nach sich ziehen und zu einem Zustand von Zufriedenheit führen können.
- C-: Es treten negative Effekte („Kosten“) ein, die zu negativen Affekten oder Emotionen führen.
- ~~C+~~: Positive Effekte fallen weg, was wiederum zu negativen Affekten oder Emotionen führt.
- ~~C-~~: Negative Effekte fallen weg, was zu Erleichterung führt (jedoch nicht zu einem Zustand von Zufriedenheit).

4 Förderliche und hinderliche Bedingungen für Selbstregulation

Hier sollen die dargestellten Variablen noch einmal daraufhin untersucht werden, welche Aspekte der jeweiligen Variable sich förderlich auf den Prozess der SR auswirken und welche eine effektive SR beeinträchtigen.

Bestimmte Konstellationen der Variablen wirken sich *förderlich* auf Selbstregulation aus, da sie die Fähigkeit der Person verbessern, Informationen zu verarbeiten, Motive wahrzunehmen, Entscheidungen zu treffen effektiv zu handeln u. Ä.

4.1 Kontext

4.1.1 Förderliche Bedingungen

Es gibt Kontexte, die es einer Person ermöglichen, durch ihr Handeln positive Effekte zu erzielen und Kosten zu reduzieren. So können z. B. Personen, die Probleme mit Konflikten und Abgrenzungen haben (die eine sogenannte „psychosomatische Verarbeitungsstruktur" aufweisen, vgl. Sachse, 2018a, 2018b), was ihnen in sehr kompetitiven Kontexten große Probleme bereiten kann, in Kontexten leben, in denen sich diese Aspekte kaum negativ auswirken, beispielsweise wenn sie eine eher subalterne Position im Beruf innehaben, bei der sie sich kaum durchsetzen und kaum Konflikte eingehen müssen. Obwohl sie eine psychische Struktur aufweisen, mit der sie in den meisten Kontexten große Probleme bekommen würden, weil sie sich nicht angemessen durchsetzen oder abgrenzen können, können sie durchaus auch Kontexte finden (oder manchmal auch schaffen), in denen diese Struktur sich *nicht* negativ auswirkt. Das haben wir des Öfteren in Therapien mit dependenten Klientinnen gesehen: Solange sie in subalternen Positionen arbeiten, „geht alles glatt"; werden sie dann in eine Vorgesetztenposition befördert, löst ihre Problematik, vor allem die Angst vor Konflikten, massives Stresserleben aus.

Personen mit ausgeprägter Persönlichkeitsstörung, die in anderen Kontexten aufgrund ihrer hohen manipulativen Tendenzen ein hohes Ausmaß an sozialen Konflikten erzeugen würden, können z. B. Partner haben, die sich manipulieren lassen, und damit kaum Konflikte erzeugen, sodass der Person nur ein geringes Maß an Kosten entsteht. Solche Situationen treten in Psychotherapien immer wieder auf: Klienten mit ausgeprägten Persönlichkeitsstörungen können über viele Jahre relativ konfliktfrei leben; dann ändert sich der Kontext und plötzlich brechen Konflikte auf, die die Klienten dann oft nicht verstehen.

4.1.2 Hinderliche Bedingungen

Eine Person kann in einem Kontext leben, der mit ihren Motiven, Fähigkeiten etc. nicht kompatibel ist (vgl. Sachse & Collatz, 2012): Dies kann dazu führen, dass die Person wichtige Motive nicht befriedigen kann, dass die Ansprüche ihre Fähigkeiten übersteigen, sie in emotionalen Stress gerät usw. Einige dieser Kontexte können von der Person verlassen werden, auf andere hat sie Einfluss. Sehr ungünstig ist jedoch, wenn diese beiden Möglichkeiten nicht zutreffen und die Person sich auch nicht anpassen kann. Dann resultiert eine sich langsam aufbauende Unzufriedenheit, die zu starken inneren Anspannungen, depressiven Verstimmungen u. a. führen kann.

Manche Personen (wie z. B. sogenannte „gescheiterte Narzissten"; vgl. Sachse, 2001, 2002, 2004a, 2004b, 2004c, 2006a, 2008b, 2013a, 2014a; Sachse, Sachse & Fasbender, 2011) treffen Entscheidungen für Berufe, die weder ihrem Fähigkeitsprofil noch ihrem Präferenzprofil entsprechen: Verlassen sie diesen Kontext nicht, werden sie unzufrieden, verlieren die Motivation und scheitern oft.

4.2. Verarbeitung

4.2.1 Förderliche Bedingungen

Eine Person, die über ein hoch valides „Wissen über die Welt" (Herrmann, 1965) verfügt und die gut funktionierende Realitätsmodelle entwickelt hat, kann Situationen meist recht gut verarbeiten und gelangt zu Schlussfolgerungen, die sich in der Realität bewähren können.

Vor allem Wissen über soziales Verhalten, soziale Regeln usw. sind hier von großer Bedeutung. Ebenfalls bedeutsam sind Wissen über menschliches Handeln, Kommunikation, Emotionsausdruck von Personen etc. (vgl. Ekman, 1999, 2003, 2012), welches einer Person erlaubt, das Verhalten von Interaktionspartnern zutreffend zu interpretieren und gute Modelle über Interaktionspartner zu bilden (eine gute „Theory of mind"; Förstl, 2007): Denn dies ist die Grundlage für angemessenes Sozialverhalten.

Es gibt einige Personen, die solche Verarbeitungen sehr schnell und sehr sicher treffen können: Sie werden als „Mentalisten“ bezeichnet: Eine solche Person kann sehr viele verbale und nonverbale Information schnell verarbeiten und weiß dann, wo ein Interaktionspartner empfindlich ist, für welches Lob er empfänglich ist usw. Damit kann sie sich sehr gut auf ihn einstellen.

4.2.2 Hinderliche Bedingungen

Ist die Verarbeitung „voreingenommen“, d.h. führen z.B. Schemata, Vorurteile, Überzeugungen etc. immer wieder zu bestimmten Interpretationen, die dann die valide Verarbeitung mehr oder weniger verzerren oder verändern, dann führt das zu Fehlschlüssen und damit zu falschen Entscheidungen und ungünstigen Handlungen. Die zur Verfügung stehende Information wird dann nicht mehr „objektiv“ ausgewertet, sondern aufgrund von Vorannahmen systematisch verzerrt.

Eine Person, die hochgradig kritikempfindlich ist, hört bei sachlicher, moderater Kritik schon eine starke Abwertung. Sie kann sich daher kaum noch mit den Inhalten der Kritik auseinandersetzen und wenig aus Feedback lernen. Damit beeinträchtigt sie aber die Entwicklung der eigenen Kompetenzen.

4.3 Schemata

4.3.1 Förderliche Bedingungen

Auf funktionale und dysfunktionale Wirkungen von Schemata wird weiter unten noch ausführlich eingegangen.

Ganz allgemein kann man Folgendes sagen: Eine gute, funktionierende Selbstregulation wird gefördert, wenn die Person ein *hohes Ausmaß an funktionalen Schemata* aufweist wie

- hohe Selbsteffizienzerwartung,
- hohe positive Selbsteinschätzung,
- positive Einschätzungen von Beziehungen.

Durch solche funktionalen Schemata werden günstige, optimistische, motivationsfördernde Interpretationen von Situationen erzeugt und konstruktive Verarbeitungs- und Entscheidungsprozesse ermöglicht: Die Person geht mit der Erwartung in Situationen, den Anforderungen gewachsen zu sein, relevantes Handeln effektiv realisieren zu können, sie hat Zutrauen in ihre Fähigkeiten und Ressourcen. Sie traut anderen Menschen und erwartet (bei aller realen Vorsicht) positive Effekte von Beziehungen.

Die Person sollte damit sowohl positive Selbst-Schemata aufweisen (z. B. „ich bin kompetent", „ich kann Probleme lösen", „ich kann effektiv handeln") als auch positive Beziehungsschemata (z. B. „in Beziehungen wird man anerkannt", „in Beziehungen wird man ernst genommen" u. Ä.; vgl. Sachse, 2004b, 2006c, 2013a; Sachse, Sachse & Fasbender, 2010).

4.3.2 Hinderliche Bedingungen

Die Person

- kann *dysfunktionale Schemata* aufweisen, die zu ungünstigen Interpretationen und Handlungen führen (Selbstschemata, Beziehungsschemata, Norm- und Regel-Schemata) – diese können die Selbstregulation sehr tiefgreifend und sehr nachteilig stören; so kann sich eine Person für einen Versager halten und daher Herausforderungen nicht annehmen, die sie sehr wohl bewältigen könnte; sie kann sich extrinsische Ziele setzen, die sie selbst überfordern und zur Entwicklung psychosomatischer Störungen beitragen etc.
- daraus können stark dysfunktionale emotionale Verarbeitungen resultieren, die zu dysfunktionalen, anhaltenden Emotionen führen, die sowohl die interne als auch die interaktionelle Regulation stark beeinträchtigen; so können Depressionen, Ängste, Burn-Out-Syndrome etc. entstehen (vgl. Burisch, 2014; Edelwich & Brodsky, 1980; Freudenberger & Richelson, 1980; Koch et al., 2015).
- die Person kann problematische affektive Schemata aufweisen, die mit konstruktiven Verarbeitungs- und Handlungsprozessen interferieren; negative Selbstschemata („ich schaffe nichts") können immer wieder negative Gedanken, Ablenkungen, Hemmungen etc. erzeugen, die die Person an positiven Handlungen hindern.

4.4 Wissen

4.4.1 Förderliche Bedingungen

Wie schon ausgeführt ist ein gutes, elaboriertes, valides und gut verfügbares Wissen über Kontexte, Personen usw. hilfreich (vgl. Engelkamp & Rummer, 2006; Seel, 1991; Zimmer, 2006).

Günstig ist, wenn eine Person ein gutes, elaboriertes, valides Wissen über relevante Aspekte der Realität aufweist; dadurch kann die Person zu guten Vorhersagen der Effekte ihres eigenen Verhaltens gelangen. Sie kann eine optimale Gestaltung von Realitätsbedingungen erreichen, sie kann sich auf Probleme vorbereiten und einstellen usw. Wichtig ist aber auch, dass die Person ihr Wissen ständig prüft, modifiziert, elaboriert, dass sie aus Feedback (auch und vor allem aus negativem) lernt. Verhält sie sich dagegen „defensiv", indem sie solches Feedback nicht zur Kenntnis nimmt, verschlechtert sie ihre Wissensgrundlage.

Die Person sollte z. B. wissen,

- was von ihr in bestimmten sozialen Kontexten erwartet wird,
- welche Handlungen als angemessen, positiv bewertet werden und welche nicht,
- was man tun muss, um einen „positiven Eindruck" zu hinterlassen,
- was sie nicht tun sollte, um sich nicht zu blamieren,
- welche Kommunikationsregeln gelten.

4.4.2 Hinderliche Bedingungen

Die Person kann *Wissensdefizite* aufweisen, also z. B. nicht wissen, wie ein bestimmter Kontext funktioniert, welches Handeln in bestimmten Kontexten angemessen ist und welches nicht, welche sozialen Regeln man zu befolgen hat u. a. Die Folge ist, dass sie mit ihrem Handeln „von einem Fettnäpfchen ins nächste tritt". Personen mit selbstunsicherer oder schizoider Störung weisen manchmal ein (starkes) Wissensdefizit bei sozialen Regeln auf: Sie wissen nicht, wann Flirtverhalten angebracht ist, wann welche Art von Witzen angemessen ist, wie man Personen mit höherem Status behandelt u. Ä. Damit verprellen sie durch ihr Handeln Interaktionspartner, oft ohne dass sie verstehen, „was eigentlich schief läuft".

4.5 Realitätsmodelle

4.5.1 Förderliche Bedingungen

Eine Person kann ein valides, gut elaboriertes Modell über bestimmte Realitätskontexte aufweisen. Dies erlaubt es ihr, valide Schlüsse aus Informationen zu ziehen, Situationen zutreffend einzuschätzen und damit Entscheidungen zu treffen und Ziele zu entwickeln, die sich in dem jeweiligen Kontext gut umsetzen lassen.

Eine Person kann auch eine gute Fähigkeit der *Empathie* aufweisen: Sowohl im Sinne einer „emotionalen Empathie" („Mit-Fühlen"), als auch im Sinne einer kognitiven Empathie, d. h. der Rekonstruktion dessen, was ein Interaktionspartner denkt, will, nicht will usw. Dadurch kann sie ein gutes Modell darüber bilden, was andere Menschen wollen, denken, fühlen; worauf sie positiv reagieren und was sie kränkt; damit kann sie sich optimal auf Interaktionspartner einstellen (Förstl. 2007; Sachse, 1993, 1996b, 2011).

Eine Person kann elaborierte und valide Realitätsmodelle entwickelt haben: Solche Modelle erlauben eine schnelle und sichere Orientierung in der Realität; sie stellen eine gute Grundlage für Entscheidungen dar, die mit hoher Wahrscheinlichkeit zu positiven Konsequenzen führen. Außerdem muss die Person lernen, einerseits ihren Modellen zu vertrauen und sie als Grundlage ihres Handelns zu verwenden. Andererseits sollte sie auch in der Lage sein, die Modelle immer wieder zu testen und zu modifizieren (auch diese Balance ist eine schwierige Aufgabe!).

4.5.2 Hinderliche Bedingungen

Eine Person kann aber auch Modelle entwickeln, die defizitär sind, die relevante Kontextaspekte nicht berücksichtigen oder die schlicht falsch sind: Sie hat Annahmen über den Kontext, die nicht zutreffen: Zieht sie aus diesem Modell Schlüsse für ihr Handeln, dann erzeugt sie negative Effekte (Kosten).

4.6 Implizite Motive und Repräsentation

4.6.1 Förderliche Bedingungen

Wesentlich ist es, dass eine Person ihre eigenen impliziten Motive kennt, also eine valide Repräsentation dieser entwickelt hat. Nur so kann sie diese Motive in ihren Entscheidungen berücksichtigen und durch entsprechendes Handeln Zufriedenheit erlangen. Auf diese Aspekte soll unten in einem eigenen Kapitel näher eingegangen werden.

4.6.2 Hinderliche Bedingungen

Eine wesentliche hinderliche Bedingung ist *Alienation,* die Entfremdung vom eigenen Motivsystem. Auf diese Aspekte soll in Kapitel 8 ausführlich eingegangen werden.

4.7 Explizite Motive

4.7.1 Förderliche Bedingungen

Die kognitiv meist gut repräsentierten expliziten Ziele haben großen Einfluss auf Handeln. Hier ist wesentlich, dass eine Person diese reflektieren kann und feststellen kann, ob eine Verfolgung dieser Ziele wesentliche implizite Motive überhaupt befriedigen kann.

Auch auf diese Aspekte wird weiter unten ausführlich eingegangen.

4.7.2 Hinderliche Bedingungen

Ein wesentliches Problem kann darin liegen, dass die expliziten Motive/Ziele einer Person in sehr hohem Maße durch Einflüsse der Sozialisation zustande gekommen sind.

In diesem Fall bilden die expliziten Motive/Ziele die persönlich hoch relevanten impliziten Motive praktisch gar nicht mehr ab. Folgt damit eine Person in ihrem Handeln dann sehr stark den expliziten Motiven/Zielen, dann ist die Wahrscheinlichkeit groß, dass sie an ihren relevanten Motiven „vorbeilebt" und damit für sich selbst einen Zustand von Unzufriedenheit herstellt. Auf diese Aspekte wird in Kapitel 7 noch genau eingegangen.

4.8 Affektive Schemata

4.8.1 Förderliche Bedingungen

Affektive Schemata werden in relevanten Situationen automatisch bewusst und beeinflussen dann stark die affektiven Zustände der Person bzw. die aktuelle affektive Verarbeitung (Epstein, 1990, 1991, 1994; Sachse, 2014c). Eine Person kann viele *positive* affektive Schemata aufweisen, was zu positiven Zuständen und zu einem positiven Gesamtaffekt führt, der wiederum günstige Auswirkungen auf die Informationsverarbeitung hat, vor allem, weil er einen intuitiv-holistischen Verarbeitungsmodus erleichtert (Kuhl, 1983b, 2001).

4.8.2 Hinderliche Bedingungen

Negative affektive Schemata, die die Person nicht repräsentiert hat, erzeugen, wenn sie durch entsprechende Stimuli aktiviert wurden, bei einer Person negative Stimmungen, negative körperliche Empfindungen, negative Phantasien: Alle diese Aspekte können mit funktionaler Informationsverarbeitung und funktionalem Handeln interferieren (Sachse, 2014e; Sachse & Langens, 2014a, 2014b, 2014c). Außerdem hat der resultierende affektive Zustand auch beeinträchtigende Wirkungen auf andere psychische Funktionen (Kuhl, 2001).

Einige Klienten weisen so etwas wie eine „innere Unruhe" auf, die medizinisch nicht erklärt werden kann: Analysiert man die psychologischen Gründe für diesen Zustand genauer, dann trifft man auf die Situation, dass die Klienten deutlich

„Störgefühle“ aufweisen, die sie informieren, dass Beziehungen nicht stimmen, sie mit Situationen unzufrieden sind, dass sie falsche Entscheidungen getroffen haben u.Ä. Da sie diese Informationen jedoch nicht zur Kenntnis nehmen, können sie die Probleme gar nicht definieren und damit auch nicht lösen.

4.9 Emotionale Verarbeitung

4.9.1 Förderliche Bedingungen

Emotionen gehen auf kognitive Appraisal-Prozesse zurück, die Situationsaspekte im Hinblick auf persönliche Relevanz verarbeiten (Scherer, 1988, 1991, 1996; Sachse & Langens, 2014a, 2014b).

Günstig sind solche Verarbeitungen,

- die auf „Daten“ basieren, also auf validen Situationsanalysen: In dem Fall wird dann z.B. Angst ausgelöst, wenn eine Situation objektiv gefährlich ist (was wichtig ist); Ärger wird ausgelöst, wenn die angemessenen Forderungen einer Person (= angemessene Erwartungen) nicht realisiert werden, wodurch die Person ein angemessenes, assertives Handeln realisieren kann usw.;
- wenn Emotionen zu schnellem und effektivem Handeln führen und damit die Ursache der Emotion beseitigen, sodass eine Emotion kein „Dauerzustand“ wird.

4.9.2 Hinderliche Bedingungen

Die aktuellen Appraisal-Prozesse, die in einer Person ablaufen, sollten nicht zu starken oder zu lange anhaltenden emotionalen Zuständen führen. Hier spielen aber auch dysfunktionale Schemata wieder eine große Rolle, die genau eine solche zu hohe und zu langanhaltende (negative) Emotion bedingen können.

Weist eine Person z.B. das Regelschema auf „Man hat mich auf keinen Fall zu behindern“, dann entwickelt sie die Erwartung, von Interaktionspartnern in keinem Kontext behindert zu werden.

Es gibt aber praktisch keinen Kontext, in dem das realistischerweise erwartet werden kann: So wird die Person, die erwartet, dass man sie im Straßenverkehr nicht zu behindern hat, ständig auf Personen stoßen, die in der Stadt 45km/h fahren, und sich dadurch ständig behindert fühlen. Die Folge sind ständig ablaufende Appraisal-Prozesse, die zu (z.T. massivem) Ärger führen, mit allen gesundheitsschädigenden Konsequenzen.

Sehr ungünstig ist es auch, wenn die Person immer wieder neu Appraisal-Prozesse startet, die die Emotion immer wieder neu stärken oder sie hochhalten, z. B. indem sie immer wieder scheinbar gefährliche Situationen oder Katastrophen imaginiert, wodurch Angst aufrechterhalten wird: Dies führt dann zu einer starken Beeinträchtigung der Selbstregulation.

Eine Person, die ein Problem hat, das sie zur Zeit nicht lösen kann, sollte in der Lage sein, es kognitiv „in den Hintergrund zu stellen", um Verarbeitungskapazität für aktuelle Probleme frei zu haben. Manche Klienten können das nur schwer, befassen sich immer wieder mit den problematischen Aspekten und starten dann erneut emotionale Prozesse: Damit verschlimmern sie aber nur ihren Zustand. Manche glauben dann aber tatsächlich, es sei „schädlich", sich nicht ständig mit einem Problem zu befassen.

4.10 Abwägen/Entscheiden

4.10.1 Förderliche Bedingungen

Eine Person muss beim Prozess des Abwägens in der Lage sein,

- relevante Informationen zur Kenntnis zu nehmen, zu beurteilen, persönlich zu gewichten,
- so viele Informationen zu berücksichtigen, wie erforderlich sind, ohne dabei ihre Informationsverarbeitungskapazität zu überlasten,
- irrelevante Informationen auszublenden.

Die Person muss bei Entscheidungen bereit sein, Risiken einzugehen, diese Risiken aber abzuschätzen. Und sie muss so schnell handeln können, wie die Situation es erfordert.

4.10.2 Hinderliche Bedingungen

Personen können jedoch durch Vorurteile, Überzeugungen etc. Informationen verzerren, ignorieren; sie können zu wenige oder zu viele Informationen verarbeiten, sie können Sachverhalte zu stark vereinfachen oder zu kompliziert machen. Sie können Risiken scheuen oder zu hohe Risiken eingehen. All diese Aspekte werden die Qualität von Entscheidungen beeinträchtigen und damit eine funktionierende Selbstregulation.

Ein bei Klienten relativ verbreitetes Problem besteht darin zu versuchen, Risiken maximal zu vermindern, ja sogar möglichst völlig auszuschließen. Da eine Person aber weder ihren Kontext völlig kontrollieren noch die Zukunft sicher vorhersagen kann, ist dies prinzipiell nicht möglich: Damit kann der Versuch, alle Risiken auszuschließen, aber zu einer „mission impossible" werden, die extrem viel Anstrengung kostet und schnell zu Entscheidungsunfähigkeit führen kann.

4.11 Intentionen und Handlungsplanung

4.11.1 Förderliche Bedingungen

Ein komplexes Vorgehen sollte durchdacht sein, allerdings sollte eine Person nicht versuchen, alle Details und Abläufe vorauszuplanen, da Abläufe in der Realität sich in aller Regel nicht an Pläne halten. Daher sollte eine Person in der Lage sein, auf Situationsaspekte flexibel zu reagieren und Pläne zu modifizieren.

4.11.2 Hinderliche Bedingungen

Ungünstige Auswirkungen hat es meist, wenn eine Person planlos handelt; wenn sie kein Ziel imaginiert und keine Vorstellungen davon hat, wie sie ein Ziel erreichen kann. Ungünstig sind aber auch zu starre und unflexible Pläne oder zu detaillierte Pläne, bei denen die Person den Sinn für Prioritäten verliert.

4.12 Volition

4.12.1 Förderliche Bedingungen

Fröhlich und Kuhl (2003) nehmen an, dass eine Selbstregulation dann gut funktioniert, wenn die Person in hohem Maße über *volitionale Kompetenzen* verfügt.

Zu solchen Funktionen gehören z. B.:

- Stimmungsmanagement: Fähigkeit, sich bei Bedarf in die richtige Stimmung zu versetzen
- Selbstaktivierung: Sich selbst zu aktivieren, wenn Schwierigkeiten und Herausforderungen anstehen
- Zielbezogene Aufmerksamkeit: Konzentration der Aufmerksamkeit auf relevante Tätigkeiten im Hinblick auf zu verfolgende Ziele
- Planungsfähigkeit: Pläne anfertigen, konkrete Einzelschritte festlegen
- Misserfolgsbewältigung: Sich von Fehlern nicht lähmen lassen, Emotionskontrolle, aus Fehlern lernen können

Alle diese Fähigkeiten helfen der Person bei der Umsetzung von Zielen in der Realität.

Auch sogenannte „exekutive Funktionen“ sind hier relevant (Barkley, 2012; Banich, 2009; Diamond, 2013; Hofmann, 2012; Miyake & Friedman, 2012; Solberg et al., 2009).

Wesentlich sind außerdem

- sogenannte „Feedback-Systeme“ wie negatives oder positives Feedback, deren Verarbeitung der Person eine flexible (Mikro-)Anpassung an situative Kontexte ermöglicht (Lord et al., 2010),
- Inhibitionssysteme, die dazu dienen, Handlungen im Bedarfsfall blockieren oder flexibel beeinflussen zu können (Heatherton, 2011),
- die Fähigkeit, alle verfügbaren kognitiven Ressourcen völlig auf eine Aufgabe zu konzentrieren und damit ein „Flow-Erleben“ zu erzeugen, also eine „holistische Empfindung eines totalen Engagements“ in einer Handlung (Csikszentmihalyi, 1977; Rouis et al., 2011),
- Strategien durchzuführen wie „Prüfung der Ergebnisse“, „Bewertung des Outcomes“, „Überwachung der Effektivität“, „neue Planung“, „Testung“ u. ä. (Dinsmore et al., 2008; Lajoie, 2008).

4.12.2 Hinderliche Bedingungen

Die gegenteiligen Aspekte wirken sich nachteilig aus:

- Kann eine Person Stimmungen und Emotionen nicht kontrollieren, werden diese immer wieder mit konstruktiven Verarbeitungen und Handlungen interferieren.
- Ist eine Person nicht in der Lage, sich selbst zu motivieren, dann erlahmt ihre Handlung.
- Kann eine Person ihre Aufmerksamkeit nicht auf bestimmte relevante Aspekte konzentrieren, kann sie ein Problem nicht analysieren und damit nicht lösen.
- Kann eine Person ihre Intentionen nicht gegen aufkommende Versuchungen abschirmen, wird sie nicht an einer Aufgabe bleiben können.
- Ohne Planungsfähigkeit wird die Person sich „verzetteln“.
- Kann sie Misserfolge nicht bewältigen, dann wird sie durch die negativen emotionalen Zustände gelähmt.

4.13 Handlungs- und Lageorientierung

4.13.1 Förderliche Bedingungen

Eine hohe Handlungsorientierung ist vorteilhaft, da sie dazu führt, dass eine Person ihre Informationsverarbeitung nicht überlastet und relativ schnell handlungsfähig wird. Allerdings muss man annehmen, dass eine *zu hohe* Handlungsorientierung das Problem aufwerfen kann, dass eine Person *zu wenig* Information berücksichtigt, Aspekte zu wenig reflektiert, die Komplexität zu stark reduziert, was wiederum die Handlungseffizienz beeinträchtigen kann.

4.13.2 Hinderliche Bedingungen

Eine hohe Lageorientierung kann eine effektive Selbstregulation stark behindern: Die Tendenz der Person, lange zu grübeln, zu viel Information zu verarbeiten, zu viele Aspekte gleichzeitig berücksichtigen zu wollen, blockiert in der Regel in hohem Maße die Entscheidungsfähigkeit einer Person.

Objektiv muss man sagen, dass es tatsächlich schwierig ist, eine „optimale" Regulation zu realisieren: Man kann schnell relevante Informationen ignorieren oder zu lange Informationen suchen. Hier ist es wohl hilfreich, eine metakognitive Ebene einnehmen zu können und sich zu fragen, ob die Suche nach weiteren Informationen etwas bringen kann und ob man mit dem Risiko, nicht weiter zu analysieren, gut leben kann: Eine völlige Sicherheit erreicht man nie!

4.14 Handlungskompetenz

4.14.1 Förderliche Bedingungen

Wesentlich sind das Vorhandensein von elaborierten, flexiblen Handlungsstrategien, vor allem natürlich aber von sozialen Kompetenzen. Auch allgemeine Problemlösefähigkeiten sind wesentlich (Bassok & Novick, 2012; Bodner, 1990; Pretz, 2008; Robertson, 2017; Treffinger et al., 2008; Wüstenberg et al., 2012; Zhong et al., 2010).

4.14.2 Hinderliche Bedingungen

Dementsprechend wirken sich Kompetenzdefizite (sehr) ungünstig aus: Sie führen entweder dazu, dass eine Person handlungsunfähig wird, weil sie nicht weiß, wie sie handeln soll, oder dazu, dass die Person falsch bzw. in einem gegebenen Kontext ungünstig handelt.

5 Selbstregulation und Selbstkontrolle

5.1 Was ist Selbstkontrolle?

Selbstkontrolle bezeichnet eine Aktion, die einen *Willensakt* erfordert und die dazu dient, eine Alternative im System *gegen (starke) Gegentendenzen durchzusetzen:* Hier wird kein Kompromiss gefunden, sondern eine Tendenz wird gegen Alternativtendenzen, Bedenken, anderslautende Motive oder Ziele o. a. durchgesetzt (Kuhl, 1996, 2001). Daher impliziert Selbstkontrolle die *Hemmung* alternativer Tendenzen (Baumeister, 2014; Baumeister & Heatherton, 1996; Baumeister et al., 1994; Carver & Scheier, 1981, 1982; Ent et al., 2015; Hofmann et al., 2009; Metcalfe & Mischel, 1999; Muraven & Baumeister, 2000). Die „alternativen Tendenzen", die eine Selbstkontrolle erforderlich machen, lassen sich oft als „Wünsche" („desires") konzeptualisieren (vgl. Hofmann & Kotabe, 2013; Hofmann et al., 2009, 2012; Hofmann & Nordgren, 2015; Hofmann & Van Dillen, 2012; Kotabe & Hofmann, 2015)

Selbstkontrolle ist damit ein Aspekt des volitionalen Systems: Sie setzt eine Entscheidung voraus, und danach geht es vorrangig darum, diese Entscheidung durchzusetzen, *insbesondere gegen andere Motive, Ziele, Absichten, Bedürfnisse* etc. (Job et al., 2010).

Eine Person kann in eine andere verliebt sein, verbietet sich jedoch (aufgrund normativer Schemata) diese Regung und entschließt sich, die Emotion nicht zuzulassen; eine Person isst an sich gerne, entschließt sich aber dazu abzunehmen und setzt diese Entscheidung gegen alle Tendenzen doch zu essen durch; eine Person ärgert sich, möchte aber den Ärger nicht zeigen und setzt damit die Kontrolle gegen alle anderen Tendenzen durch.

> *Deutlich wird, dass man Selbstkontrolle sehr oft anwendet, um das Eintreten negativer Konsequenzen zu vermeiden. Selbstkontrolle folgt daher in hohem Maße der Logik von Vermeidungszielen.*

Natürlich kann Selbstkontrolle nützlich sein: Z. B. wenn eine Person sich gekränkt fühlt, jedoch zu dem Schluss kommt, es sei sehr ungünstig, dies nun den Chef spüren zu lassen; dann kann eine Emotionskontrolle sehr hilfreich sein und viele Kosten ersparen. *Selbstkontrolle ist daher in bestimmten Kontexten sehr sinnvoll und zielführend und stellt eine wichtige Kompetenz dar.*

Selbstkontrolle als Fähigkeit, die man bei Bedarf einsetzen kann, stellt eine wesentliche Ressource dar: So zeigen z. B. Untersuchungen, dass Kinder, die im Alter von 4 Jahren in der Lage waren, Versuchungen effektiv zu widerstehen, im späteren Leben ein höheres Maß an akademischem Erfolg und an sozialer Kompetenz aufwiesen als Kinder, die dies nicht konnten (Mischel et al., 1988; Shoda et al., 1990). Außerdem zeigen Erwachsene, die als Kinder ein schlechtes Niveau an Selbstkontrolle aufwiesen, ein höheres Risiko für Übergewicht (Fischer & Munsch, 2012). Das Ausmaß von effektiver Selbstkontrolle korreliert mit affektivem Wohlbefinden und Lebenszufriedenheit (Cheung et al., 2014; Hofmann et al., 2014; Wiese et al., 2017) sowie mit sozialem Erfolg (Daly et al., 2015; Moffitt et al., 2011).

Selbstkontrolle kann also sehr positiv genutzt werden und ist damit *auch eine Strategie effektiver Selbstregulation.* Selbstkontrolle kann in eine Selbstregulation „integriert" werden, insbesondere dann, wenn die Person die Notwendigkeit zur Selbstkontrolle immer wieder prüft und sich erneut dazu entscheidet: Dies hat dann auch ein hohes Maß an Motivation zur Selbstkontrolle zur Folge.

Ähnlich wie Selbstregulation impliziert auch Selbstkontrolle eine Anzahl von Teilprozessen, z. B. die Definition der Handlungen, die kontrolliert werden sollen, eine Festlegung von Zielzuständen, die Überwachung und Beurteilung des eigenen Handelns usw. (Duckworth et al., 2016; Panadero et al., 2012).

5.2 Der Unterschied zwischen Selbstkontrolle und Selbstregulation

Selbstkontrolle unterscheidet sich von Selbstregulation vor allem darin, dass Selbstregulation zu einer Entscheidung führt, die von einer Person subjektiv akzeptiert wird: Die Entscheidung hat (wie alle Entscheidungen!) Nachteile und erzeugt Kosten, aber die Person akzeptiert diese Kosten und es ist für sie ok, dass sie mit der Entscheidung zwar bestimmte Ziele erreichen kann, gleichzeitig aber auf die Erreichung anderer Ziele verzichten muss bzw. dass durch die Entscheidung andere Kosten entstehen. Die Person kann somit sowohl die Ziele, die sie verfolgen will, als auch die Kosten, die dabei entstehen, mit ihrem Motivsystem kompatibel machen: Es wird kein (oder kaum) „innerer Widerstand" gegen die Entscheidung produziert, der Konflikt wird effektiv reguliert. Dadurch entsteht eine *innere Konsistenz:* Die Anforderungen und Ansprüche des eigenen psychischen Systems stehen nicht in (deutlichem) Widerspruch zueinander (wahrscheinlich lässt sich aber völlige Konsistenz niemals herstellen: ein gewisses Maß an Widersprüchlichkeit wird man wohl akzeptieren müssen!).

Selbstregulation führt damit zu einer Entscheidung, nach der eine Person weitgehend konfliktfrei ist, da sie alle Konsequenzen akzeptiert: Sie kann zwar bestimmte Effekte bedauern, dennoch empfindet sie den Verlust für sich als akzeptabel. Und sollte sie merken, dass sie es nicht kann, kann sie ihre Entscheidung revidieren.

Auf diese Weise können Personen manchmal auch Entscheidungen, *die auf den ersten Blick Selbstkontrolle erfordern, in Selbstregulation umwandeln* (Mata et al., 2009). Wenn eine Person sich entscheidet abzunehmen, obwohl sie gerne isst, dann erfordert dies Selbstkontrolle. Kann sie aber für sich akzeptieren, dass es ok ist, die Mühen auf sich zu nehmen, Hunger zu haben usw., dann kann aus Selbstkontrolle Selbstregulation werden. Allerdings ist es offenbar nicht einfach, einen solchen Zustand herzustellen (nicht einmal in der Therapie!).

Bei Selbstkontrolle liegt aber eine andere Situation vor: Hier gibt es immer eine starke Tendenz: Entweder eine motivationale, etwas Bestimmtes zu tun, wie zu essen, Alkohol zu trinken, zu rauchen o. ä., oder eine normative, die die Person „zwingt", bestimmte Handlungen auszuführen oder zu unterlassen (Burnette et al., 2013). Aufgrund bestimmter Abwägungen kommt die Person jedoch zu dem Ergebnis, dieser Tendenz *nicht* zu folgen: Sie entscheidet sich dazu, die Tendenz zu kontrollieren und sie *nicht* in Handlung umzusetzen: Aus gesundheitlichen Gründen, um Normen zu folgen, um andere Ziele nicht zu gefährden o. ä.

In diesem Fall ist sie jedoch nach der Entscheidung *nicht konfliktfrei,* denn die kontrollierte Tendenz verschwindet nicht, eher im Gegenteil: Kontrolliert man essen, erzeugt man einen Deprivationszustand, der die Tendenz zu essen immer weiter *verstärkt!* Und die Person schafft es auch nicht, ihr neues Handeln, ihre neuen Ziele und/oder die entstehenden Kosten zu akzeptieren: Entweder, weil das „Suchtpotential" zu groß ist, weil die Person starke anderslautende Motive hat, weil sie die entsprechenden Anstrengungen im Grunde gar nicht aufbringen will o. Ä. In diesem Fall muss die Person mit einer volitionalen Tendenz gegen eine (zunehmend stärker werdende) andere Tendenz angehen (Inzlicht & Schmeichel, 2012).

Während die durch Selbstregulation erzeugte Konsistenz das System entspannt, wird das System durch Selbstkontrolle „in Alarmzustand versetzt": Die Person muss wachsam bleiben, Tendenzen wahrnehmen und gegebenenfalls schnell gegensteuern. Das ist *ganz sicher eine psychisch anstrengende Aktion* und daher ist es nicht überraschend, dass eine Person Selbstkontrolle oft nicht lange durchhalten kann. Außerdem darf man nicht vergessen, *dass eine kontrollierte Tendenz oft durch die Kontrolle selbst verstärkt wird:* Kontrolliert man Essen, steigt die Deprivation, der Hunger wird immer stärker, die Tendenz, doch zu essen, wird immer heftiger, und deshalb gibt es oft „Durchbrüche" durch die Kontrolle: Man findet sich selbst essenderweise vor dem Kühlschrank wieder und denkt: Ach du Scheiße! Das stärkere System überlistet ganz einfach das Schwächere!

> *Manchmal gibt es auch zur Selbstkontrolle keine Alternative:* Wenn man an einer Alkoholabhängigkeit leidet, dann ist Kontrolle notwendig, man muss Abstinenz gegen alle Alternativtendenzen durchsetzen. Will man abnehmen, gibt es ebenfalls oft keine Alternative: Man muss die Esskontrolle durchsetzen, gegen alle Versuchungen.

Daher ist es unsinnig, sich generell gegen Selbstkontrolle auszusprechen. Jedoch gibt es inzwischen empirische Evidenzen dafür, dass Selbstkontrolle *suboptimal* wirkt und man daher nicht generell therapeutisch auf sie allein setzen sollte.

5.3 Selbstkontrolle ist schwer aufrechtzuerhalten

Und genau das ist ein großes Problem bei der Selbstkontroll-Strategie: Sie lässt sich durch eine Person nicht beliebig lange aufrechterhalten. Untersuchungen von Baumeister (Baumeister, 1998, 2009; Baumeister et al., 1994) zeigen, *dass jede Ausführung einer Selbstkontroll-Aktion die Wahrscheinlichkeit dafür senkt, dass die Person noch eine weitere Selbstkontroll-Aktion durchführen kann.* Selbstkontrolle führt zu „psychischen Kosten", die einen psychischen Stresszustand bewirken können (Diestel & Schmidt, 2011; Hagger et al., 2010; Kool et al., 2013; Muraven & Baumeister, 2000; Oaten & Cheng, 2005; Vohs et al., 2008).

Die Bereitschaft des Selbst, volitionale Entscheidungen gegen andere, vorherrschende Tendenzen zu treffen, scheint begrenzt zu sein; das bedeutet, dass eine Person nicht beliebig lange oder beliebig oft eine Selbstkontrolle aufrecht erhalten kann. Der psychologische Grund dafür, dass Selbstkontrolle in ihrer Effektivität nachlässt, liegt wahrscheinlich darin, dass die Selbstkontrolle meist *gegen* (starke) motivationale Tendenzen arbeitet, die jedoch im Laufe der Zeit nicht schwächer, sondern durch zunehmende Deprivation immer stärker werden. Dies muss nach kurzer Zeit schon die Tendenz zur Selbstkontrolle schwächen, bis die andereslautenden Tendenzen sich Zugang zur Exekutive verschaffen. Kontrolliere ich mein Essverhalten stark, dann wird mein Hunger immer größer und mein Verlangen, die Selbstkontrolle zu unterlaufen, immer stärker: Damit wären demnach immer größere Selbstkontrollanstrengungen nötig, aber stattdessen nimmt die Tendenz zur Selbstkontrolle ab: Daher wird die Selbstkontrolle irgendwann versagen, es sei denn, ich kann meine Motivation immer wieder erneut stärken.

Das bedeutet z. B.:

- Eine Person kann nicht beliebig lange einer Versuchung widerstehen.
- Eine Person kann starke motivationale Tendenzen nicht beliebig lange kontrollieren.

- Eine Person kann nicht beliebig oft hintereinander Entscheidungen treffen.
- Eine Person kann unter Langeweile-Bedingungen nicht beliebig lange Aufmerksamkeit aufrechterhalten und handlungsfähig bleiben.
- Eine Person neigt eher zu passivem Reagieren als zu aktivem Handeln.

Es gibt allerdings einige empirische Belege dafür, dass dieser Effekt des Nachlassens von SK-Effektivität auch von der eigenen Überzeugung der Person abhängen könnte, wie stark sie in der Lage ist, willentliche Handlungen durchzuführen (Job et al., 2010). Außerdem ist Selbstkontrolle offenbar dann leichter aufrechtzuerhalten, wenn eine Person immer die gleichen Strategien zur Selbstkontrolle ausführen kann (Dewitte et al., 2009). Und: Je stärker eine Person eine Motivation zur Selbstkontrolle entwickeln kann, z. B. auch auf dem Wege einer Selbstregulation, desto länger kann sie Selbstkontrolle aufrechterhalten (Kotabe & Hofmann, 2015). Weiterhin verbessern auch eine Steigerung des eigenen Autonomie-Empfindens und eine Stärkung der Selbsteffizienz die Selbstkontrolle und ihre Aufrechterhaltung (Wong, 2008).

Man kann jedoch mit bestimmten Gegenmaßnahmen dieser Schwächung der Selbstkontrolle entgegenwirken: Die Person muss sich von Zeit zu Zeit zusätzliche Motivation verschaffen, sie muss immer wieder erkennen, dass Selbstkontrolle notwendig ist, welche Konsequenzen es hätte, es nicht zu tun; und sie muss (u. U. durch eine Gruppe) ihr Zutrauen stärken, die Selbstkontrolle durchzuhalten und dafür ein C+ erhalten (Papies & Hamstra, 2010). Dies ist der wesentliche Effekt von Initiativen wie den Anonymen Alkoholikern oder der Weight-Watchers: Diese Initiativen tun genau das und bauen eine schwindende Selbstkontrolltendenz immer wieder auf.

Übt eine Person dagegen Selbstkontrolle nur gelegentlich aus, als eine Art (Notfall-)Kompetenz, spricht gar nichts gegen Selbstkontrolle. Sollte Selbstkontrolle jedoch zu einer Dauereinrichtung werden (weil dauerhafte Veränderungen nicht vorgenommen werden oder nicht wirksam sind), dann ist die Maßnahme „Selbstkontrolle" problematisch, da sie mit hoher Wahrscheinlichkeit über kurz oder lang „kollabiert".

Man muss hier sehen, dass Selbstkontrolle ein Aspekt effektiver Selbstregulation sein kann: Um ein schwieriges Ziel zu erreichen, kann es für eine Person manchmal erforderlich sein, zumindest eine Zeit lang alle ablenkenden Impulse zu hemmen. Wenn ich für eine Prüfung lernen will und ein Freund ruft an, weil er mit mir eine Runde Tennis spielen will, muss ich, wenn ich erfolgreich sein will, meinen Wunsch, jetzt Tennis zu spielen, unter Kontrolle haben. Und: Ich muss auch mein Gefühl von Frustration aus meinen Gedanken fernhalten, sonst beeinträchtigt das meine Konzentration. Nach bestandener Prüfung kann ich dann die Selbstkontrolle wieder „abstellen", da sie nun nicht mehr erforderlich ist.

5.4 Emotionsselbstkontrolle

5.4.1 Der Begriff

Eine besonders relevante Vorgehensweise von Selbstkontrolle in der Psychotherapie ist die Kontrolle unangemessener Emotionen.

Die Regulation von Emotionen kann in verschiedenen Kontexten eine große Bedeutung haben (Egloff, 2009). Mangelnde oder schlechte Emotionskontrolle geht oft einher mit riskantem Verhalten wie Rauchen, Alkoholismus, fehlender Impulskontrolle, erhöhte Aggressivität etc. (Byrnes, 1998, 2005; Magar et al., 2008; Steinberg, 2004, 2005). Selbst Personen ohne signifikante Emotionsstörungen können davon profitieren, wenn sie in der Lage sind, ihre Emotionen zu kontrollieren, um damit ihre kognitive Leistungsfähigkeit sowie ihre Kreativität hoch zu halten und ihre Handlungsfähigkeit zu wahren. Für Personen mit massiven „Emotionsausbrüchen", also mit mehr oder minder ausgeprägter Emotionsdysregulation (die z.B. unter massiven Angstanfällen, Aggressionsausbrüchen etc. leiden), sind Möglichkeiten der Emotionsregulation aber von sehr großer Bedeutung (Ehring et al., 2010).

Mit der Entwicklung von Emotionsregulationsstrategien und der Erforschung ihrer Effektivität verbinden sich vor allem die Namen James J. Gross (Gross, 1998a, 1998b, 2002, 2008; Gross & John, 2003; Gross & Levenson, 1993, 1997; Gross & Munoz, 1995; Gross & Thompson, 2007) und Hansjörg Znoj (Znoj, 2006, 2008; Znoj & Grawe, 2000; Znoj & Lude, 2002; Znoj et al., 2004). Einen Überblick über die Literatur vermittelt Barnow (2012).

Eine therapeutische Vermittlung von Emotionskontrolle ist oft wesentlich: So weisen Personen mit narzisstischer Störung häufig ein sogenanntes „Regelschema" auf: „Man hat mich nicht zu behindern!" Da die Person im Alltag aber ständig „behindert" wird (vor allem im Straßenverkehr), hat die Regel ein extrem hohes Ausmaß an Ärger zur Folge, der sich gesundheitlich stark negativ auswirkt: Bluthochdruck, Entwicklung koronarer Herzerkrankungen u.Ä.

Daher kann es therapeutisch sehr sinnvoll sein, den Klienten als Erstes eine effektive Ärger-Selbstkontrolle zu vermitteln, damit akute Risikofaktoren minimiert werden. Die Personen sollten lernen, die Situationen anders zu verarbeiten, sodass gar kein Ärger entsteht (und Ärger damit auch nicht „unterdrückt" werden muss, was auch keine effektive, sondern eine hoch dysfunktionale Kontrolle darstellt!).

5.4.2 Emotionsentwicklung und Emotionsregulation

Gross und John (2003) haben ein Phasen-Modell der Emotionsgenese beschrieben, aus dem sich unterschiedliche Arten von Emotionsregulationsstrategien ableiten lassen (vgl. Gross & Thompson, 2007). Das Modell umfasst folgende Phasen:

Phase 1: Situationsauswahl
Eine Person begibt sich in eine bestimmte Situation und vermeidet eine andere. Damit setzt sie sich bestimmten, emotionsauslösenden Situationsaspekten aus und vermeidet andere emotionsauslösende Aspekte.

Phase 2: Situationsveränderung
Die Person kann aktiv in eine Situation eingreifen und damit Aspekte der Situation verändern. Damit kann sie auch emotionsauslösende Situationsaspekte verändern.

Phase 3: Aufmerksamkeitssteuerung
Die Person kann ihre Aufmerksamkeit auf bestimmte Situationsaspekte richten (und damit die Wahrscheinlichkeit erhöhen, dass diese Emotionen auslösen) oder sie kann ihre Aufmerksamkeit gezielt von bestimmten Aspekten abziehen (und damit die Wahrscheinlichkeit senken, dass diese Aspekte Emotionen auslösen).

Phase 4: Reappraisal
Die Person kann die kognitiven Interpretationsprozesse verändern, d.h. sie kann in die Appraisal-Prozesse eingreifen und damit die emotionale Verarbeitung selbst ändern.

Phase 5: Reaktionsveränderung
Eine Person kann die physiologischen, verhaltensmäßigen oder erlebnismäßigen Reaktionen einer Emotion beeinflussen, z.B. im Sinne einer Reaktionsunterdrückung.

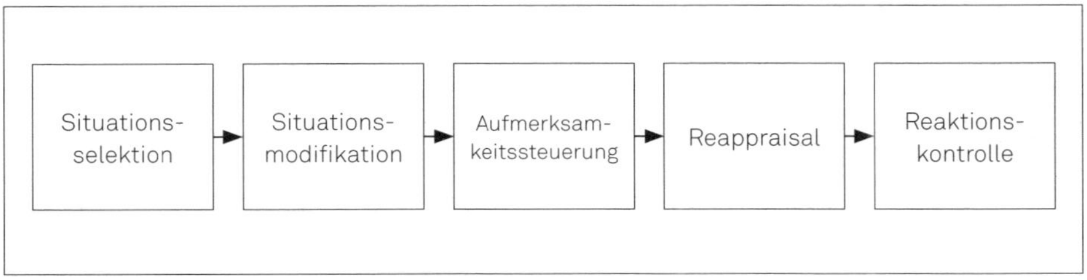

Abbildung 2: Phasen einer Emotionsgenese und die Ansatzpunkte zur Emotionskontrolle

Gross (2001) nimmt an, dass Regulationsstrategien, die früh in den Prozess der Emotionsgenese eingreifen, effektiver sind als solche, die spät eingreifen. Gross (1998b) unterscheidet fünf prinzipielle Arten von Emotionsregulationsstrategien:

1. *Selektion von Situationen:* Eine Person kann bestimmte Situationen gezielt aufsuchen oder gezielt vermeiden, um Emotionen zu provozieren oder die Entstehung von Emotionen komplett zu vermeiden.

2. *Situationsmodifikation:* Eine Person kann eine Situation gezielt verändern, um so die emotionalen Auslösebedingungen zu verändern.
3. *Aufmerksamkeitssteuerung:* Eine Person kann ihre Aufmerksamkeit gezielt auf bestimmte Aspekte ausrichten oder gezielt von Aspekten abziehen; auf diese Weise können emotionsauslösende Stimuli verstärkt oder reduziert werden.
4. *Kognitive Veränderungen; Reappraisal:* Die kognitiven Interpretatiosprozesse können gezielt verändert werden.
5. *Reaktionsbezogene Strategien:* Die physiologischen, erlebnisorientierten oder verhaltensbezogenen Reaktionen können von der Person beeinflusst werden.

5.4.3 Unterschiede in den Effekten unterschiedlicher Emotionsregulationstechniken

Wie ausgeführt setzen unterschiedliche Techniken der Emotionsregulation an unterschiedlichen Prozessen der Emotionsgenese an. Und damit erzeugen sie unterschiedliche Effekte.

Studien zeigen, dass Emotionsregulationstechniken, die zu einer *Unterdrückung des Emotionsausdrucks* führen, weniger effektiv sind als Techniken, die zu einem *Reappraisal,* also zu kognitiven Interpretationsveränderungen führen. Man kann annehmen, dass Techniken der Emotionsunterdrückung Selbstkontrolltechniken sind, die mit hohem kognitiven Aufwand und Senkung der Motivation, diese auszuführen, einhergehen (Baumeister et al., 1998; Muraven et al., 1998), während Techniken des Reappraisal Selbstregulationstechniken sind, die diese Nachteile nicht aufweisen (Richards & Gross, 2000). Daher sind Reappraisal-Techniken, vor allem solche, die zu einer *nachhaltigen* und grundlegenden Veränderung von kognitiven Interpretationen führen (wie z. B. Schema-Änderungen), effektiver als Techniken, die im Sinne von ständiger Selbstkontrolle verwendet werden müssen (John & Gross, 2004, 2007).

Techniken der Unterdrückung von Emotionsausdruck verhindern nur das Zeigen von Emotionen effektiv, führen aber dazu, dass die subjektiven Empfindungen der Emotion unverändert bleiben und damit dazu, dass die Person ein subjektives Missempfinden nicht kontrollieren kann und kognitive Beeinträchtigungen erlebt. Dagegen führen Reappraisal-Techniken *sowohl* zu einer Reduktion des Emotionsausdrucks *als auch* zu einer Reduktion des emotionalen Erlebens und der physiologischen Reaktionen (Ehring et al., 2010; Gross, 1998a; Gross & Levenson, 1993, 1997; John & Gross, 2004, 2007; Rottenberg et al., 2007; Richards & Gross, 1999, 2000, 2006; Stepper & Strack, 1993; Strack et al., 1988).

In dem obigen Beispiel mit den Narzissten, die die Regel aufweisen „man hat mich nicht zu behindern“, kann man den Klienten z. B. neue Appraisal-Prozesse vermitteln (die in die Struktur des Narzissmus „passen“ müssen), wie:

- Ich kann die Situation als Herausforderung erleben und versuchen, mich nicht aufzuregen.
- Ich bin sowieso besser als andere Autofahrer, also muss ich mich nicht über Leute, die in der Stadt 45 km/h fahren, aufregen.
- Ich kann großzügig sein und anderen ihre Schwächen verzeihen.
- Zu rasen bringt ohnehin nicht viel Zeitgewinn, sondern stresst nur.
- So gut, wie ich bin, kann ich einen Zeitverlust schnell aufholen etc.

Solche „Umdefinitionen" verändern stark die in einer Situation ausgelösten Appraisals und reduzieren damit in hohem Maße den Ärger!

Eine Unterdrückung emotionaler Reaktionen führt zu negativer Stimmung, schlechterem psychischen Funktionieren (z. B. kognitiven Beeinträchtigungen) und geht mit einem höheren Ausmaß an psychischer Störung einher (Gross & John, 2003; Moore et al., 2008). Die Unterdrückung emotionaler Reaktionen erweist sich darüber hinaus als hochgradig kapazitätsaufwendig: Dadurch werden Gedächtnisaktivierungsprozesse beeinträchtigt, die Verarbeitung sozialer Informationen wird gestört; dagegen erzeugen Reappraisal-Strategien derartige „kognitive Kosten" nicht (Richards & Gross, 2000).

Es gibt empirische Evidenzen dafür, dass eine chronische Anwendung von Emotionsunterdrückungsstrategien im Alltag zu anhaltendem negativen Affekt führt: Die Personen bemerken ihre mangelnde Authentizität, ihre hohe Inkongruenz und ihr schlechtes soziales Funktionieren (Gross & John, 2003; Sheldon et al., 1997). Personen, die versuchen, ihre Emotionen zu unterdrücken, gelingt es oft nicht, diese effektiv vor anderen zu verbergen: Trotz Emotionsunterdrückung nehmen Interaktionspartner oft die negativen Emotionen wahr (Gross & John, 2003).

Im Vergleich mit Reappraisal-Strategien führen Unterdrückungsstrategien

- zu deutlich höheren „kognitiven Kosten";
- einer Verschlechterung der Verarbeitung sozialer Informationen;
- zu anhaltend negativen Affekten;
- zu einer Verschlechterung emotionalen Austausches mit anderen;
- zu einer eher unvollständigen „Verschleierung" negativer Emotionen, d. h. insgesamt zu stärkerem Ausdruck negativer Emotionen.
- Alle diese Faktoren führen letztlich zu einer verstärkten sozialen Isolation (Gross & John, 2003; Rime et al., 1992).

Dagegen haben Reappraisal-Strategien den Vorteil, dass sie

- Emotionen wirkungsvoll regulieren;
- nicht zu negativen Affekten oder zu einem Erleben von Inkongruenz etc. führen;
- positive Affekte erzeugen und einen Zustand von Ausgeglichenheit;
- keine oder nur wenige „kognitive Kosten" verursachen, keine Beeinträchtigungen von Gedächtnisleistungen und der Verarbeitung sozialer Informationen.

Hier könnte allerdings der Eindruck entstehen, dass durch Reappraisal alle Probleme wirkungsvoll gelöst werden können und dass eine Person sich damit eine „schöne neue Welt“ kreieren kann: Man kann davon ausgehen, dass solche Strategien schnell an Grenzen stoßen und dass diese Grenzen im Wesentlichen durch das affektive System determiniert werden.

Es gibt empirische Belege dafür, dass depressive Personen ungünstige Emotionsregulationsstrategien verwenden (im Sinne von Emotionsreaktionsunterdrückung; vgl. Ehring et al., 2010; Gross & Munoz, 1995). Denn auch für die Emotionskontrolle gilt, dass sie – solange man sie gezielt und zeitlich begrenzt einsetzt – ein Aspekt effektiver Emotionsregulation sein kann. Unterdrückt man über lange Zeit Emotionen, dann „schneidet“ man sich von sehr relevanten Informationen „ab“, was die Selbstregulation behindert. Und unterdrückt man nur die Emotions-*Regulation,* kann man aber alle anderen Aspekte von Emotionen erleben. Eine Emotion zu erleben, aber nicht zu realisieren, muss aber psychologisch zu einem Zustand massiver Unzufriedenheit führen. So führt z. B. ein Zustand, sich ständig zu ärgern, aber dem Ärger nie Ausdruck zu verleihen, zu massivem psychischen Stress.

6 Schemata: Eine besonders wichtige Variable für eine Selbstregulation

6.1 Schemata und ihre psychologische Funktion

Hier soll erläutert werden, was genau unter dem Konstrukt „Schema" verstanden werden soll und wie der Theorie nach Schemata psychologische Prozesse beeinflussen.

6.1.1 Was sind Schemata?

Schemata sind *organisierte Strukturen von Inhalten, die sich durch Erfahrungen und Schlussfolgerungen aus Erfahrungen bilden* (Flammer, 1988) und deren Aktivierung aktuelle Verarbeitungsprozesse (stark) beeinflusst (vgl. Bartlett, 1932; Beck, 1979; Crocker et al., 1984; Hedlund & Rude, 1995; Herrmann, 1965; Mandler, 1979; Norman, 1982; Norman & Bobrow, 1975; Piaget, 1945, 1952, 1954, 1976; Power & Dalgleish, 1997; Rumelhart, 1980; Sachse, 1992a, 2014a; Schank & Abelson, 1977; Segal, 1988; Tallis, 1995; Taylor & Crocker, 1981; Teasdale & Barnard, 1993).

Schemata[1] werden durch aktivierende Stimuli („bottom up") aktiviert („getriggert") und steuern dann („top down") die Informationsverarbeitung der Person. Dabei können Schemata alle Arten der Informationsverarbeitung beeinflussen: Situationsinterpretationen, Interpretationen der persönlichen Relevanz, der Coping-Fähigkeiten usw. Schemata können somit auch die Emotionsgenese in hohem Maße beeinflussen (Ulich, 1991, 1994; Ulich & Mayring, 1992; Ulich et al., 1999).

Schemata weisen einige wesentliche Charakteristika auf:

1. Die Aktivierung von Schemata erfolgt durch vorhandene oder vorgestellte Situationen *automatisch* und kann von der Person nicht direkt willentlich herbeigeführt werden. Um ein Schema zu aktivieren, muss sich eine Person deshalb eine relevante Situation möglichst konkret vorstellen.

---

1 Ich möchte von „Annahmen" sprechen, wenn ich die jeweiligen *Schema-Inhalte* meine, und von „Schemata", wenn ich die psychologischen *Funktionsaspekte* eines Schemas betonen möchte.

2. Die Aktivierung von Schemata erfolgt schnell und kann in der Regel von einer Person kaum kontrolliert werden.
3. Sobald ein Schema aktiviert ist, dominiert es in hohem Maße die Informationsverarbeitung und führt zu einer Art von „voreingenommener" Verarbeitung („voreingenommen" deshalb, weil die Verarbeitungsergebnisse extrem starr durch das Schema determiniert werden und damit reale Gegebenheiten kaum noch berücksichtigen).
4. Durch diese Verarbeitungen gelangt eine Person zu Schlussfolgerungen, die subjektiv stark überzeugend sind und von der Person nur schwer in Frage gestellt werden können.
5. Dabei können die schemagesteuerten Verarbeitungen (mehr oder weniger) stark von „der Realität" (d.h. von einer durch sorgfältige Analyse-Prozesse zustande gekommenen Interpretation!) abweichen.

Dies sind die wesentlichen Gründe dafür, warum Schemata, vor allem ungünstige, eine Selbstregulation in so hohem Maße beeinträchtigen: Denken, Fühlen und Handeln einer Person werden stark von Schemata determiniert, und wenn das Schema mit konstruktiven Prozessen interferiert, dann stört es eine funktionierende Selbstregulation in extremem Ausmaß.

Schemata können *aktiv* sein, d.h. sie sind leicht aktivierbar und determinieren damit aktuell die Informationsverarbeitung erkennbar in hohem Maße; Schemata können aber auch *latent* sein, d.h. sie sind nicht leicht aktivierbar und determinieren die Informationsverarbeitung nur indirekt, sind in ihren Effekten aber noch erkennbar (Ellis & Moore, 1999; Hedlund & Rude, 1995).

6.1.2 Schemata determinieren Verarbeitungsprozesse

Situationen führen (über elementare Verarbeitungsprozesse) „bottom up" (von unten nach oben) zu einer Aktivierung relevanter Schemata. Einmal aktiviert, führen Schemata zu bestimmten Kognitionen, Interpretationen der Situation; Schemata lösen aber auch (über ihre affektiven Informationen und entsprechende Verarbeitungsprozesse) Affekte (z.B. Unwohlsein, „Druck auf der Brust", u.a.) aus. Schemata können auch weitere Interpretationsprozesse auslösen, durch die es dann zu Emotionen (Angst, Ärger, usw.) kommen kann (vgl. Sachse & Langens, 2014b). Schemata können aber auch direkt Handlungsimpulse (z.B. Flucht- oder Vermeidungstendenzen) auslösen.

> Auslösende Situationen aktivieren Schemata, die dann zu aktuellen Verarbeitungsprozessen (Kognitionen, Affekten, Emotionen, Handlungsimpulsen) führen, die dann wiederum Handlungen initiieren. Situationen führen nicht direkt zu Verhalten; zentral sind dagegen die relevanten Schemata und die durch diese initiierten aktuellen Verarbeitungsprozesse.

6.1.3 Exekutive Schemata

Es ist wichtig, sich hier vor allem mit solchen Schemata zu befassen, die Grawe (1998) als „exekutive Schemata" bezeichnet hat, also mit Schemata, die auch tatsächlich in die Verarbeitung einer Person eingreifen, wenn sie aktiviert sind.

Exekutive Schemata sind solche, in denen Schlussfolgerungen aus Erfahrungen (nicht die Erfahrungen selbst!) gespeichert werden: Aus Reihen von Erfahrungen zieht die Person *hoch generalisierte und völlig von konkreten Situationen abstrahierte Schlussfolgerungen* über sich selbst, über ihr eigenes Wohlergehen, über Beziehungen, über „die Realität". Exekutive Schemata sind somit hoch generalisiert und komprimiert *und* für die Person *hoch relevant:* Es sind relevante Annahmen über die eigene Person („ich bin ein Versager"), über Beziehungen und die Relevanz von Beziehungen für die eigene Person („in Beziehungen werde ich nicht akzeptiert") oder über Realität und die Relevanz der Realität für die eigene Person („mein Verhalten hat keinen Effekt auf andere").

Diese exekutiven Schemata sind es, die durch relevante Situationen aktiviert werden und deren Aktivierung die weitere Informationsverarbeitung und Handlungsregulation einer Person steuern.

6.1.4 Filterfunktion und Akkomodation

Man muss davon ausgehen, dass Schemata eine *Filter-Funktion* ausüben: Schemata „lassen alle Informationen durch" oder verstärken diese Informationen sogar, die mit den Inhalten des Schemas übereinstimmen oder damit vereinbar sind.

Und jede schemakonsistente Information kann das Schema stärken oder bestätigen: Aus der Sicht der Person ist es eine „Bestätigung durch die Realität", tatsächlich kommt der „Beweis" aber durch die voreingenommene und selektive Verarbeitung des Schemas zustande (und beweist damit eigentlich nur die Voreingenommenheit des Schemas!). Damit „stellt" die Person gewissermaßen Beweise „her", ohne dass ihr dies bewusst ist. Und je länger und ausgiebiger sie das tut, desto stärker (und änderungsresistenter) können die Schemata werden.

Piaget (1929) hatte angenommen, dass Schemata nicht nur ähnliche Informationen assimilieren, sondern dass sie auch akkommodieren, d.h. dass sie sich durch schemainkonsistente Informationen ändern: Alle klinischen Erfahrungen zeigen allerdings das genaue Gegenteil: Hat eine Person einmal ein bestimmtes Schema gebildet, dann schottet sich dieses Schema durch seine Filter-Funktion komplett ab: Es nimmt schemainkonsistente Information nicht zur Kenntnis oder wehrt sie systematisch ab. Und damit ändert sich ein Schema, wenn es einmal etabliert ist, auch kaum noch. Und damit nützt es dann im Hinblick auf Schemata auch nicht das Geringste, Klienten neue Erfahrungen machen zu lassen: Diese können zwar die Wissensbestände der Klienten ändern, nicht aber die Schemata. Aus diesem Grunde ist es auch therapeutisch schwierig und erfordert spezielle Therapie-Techniken, um Schemata systematisch zu ändern.

6.1.5 Schema-Arten

Wir unterscheiden vier Arten von Schemata (Sachse, Breil, Fasbender, Püschel & Sachse, 2009), die sich entweder den dysfunktionalen oder den kompensatorischen Schemata zuordnen lassen.

Dysfunktionale Schemata sind solche, die sich in der Biographie der Person durch „Verdichtungen von Erfahrungen" bilden und die aktuell die Informationsverarbeitung der Person stark und stark ungünstig beeinflussen. Wir gehen davon aus, dass man zwei Arten dysfunktionaler Schemata unterscheiden kann: Selbst-Schemata und Beziehungsschemata (siehe dazu Sachse, 2014a; Sachse, Breil & Fasbender, 2009).

Selbst-Schemata sind solche, die Annahmen der Person über sich selbst enthalten wie „ich bin ein Versager", „ich bin nicht wichtig" u. a. sowie Kontingenzannahmen und Bewertungen dazu. *Beziehungsschemata* sind solche, die Annahmen der Person über Beziehungen enthalten, darüber, wie Beziehungen funktionieren, was man in Beziehungen zu erwarten hat sowie wiederum Kontingenzannahmen und Bewertungen dazu (z. B.: „In Beziehungen wird man abgewertet.", „Beziehungen sind nicht verlässlich." u. a.).

Kompensatorische Schemata sind solche, die sich entwickeln, um die Annahmen der dysfunktionalen Schemata zu „falsifizieren", diese Schemata zu kontrollieren oder um die negativen Effekte der dysfunktionalen Schemata zu kompensieren.

Hier unterscheiden wir
- normative Schemata, also „Vorschriften" der Person für sich selbst und
- Regel-Schemata, also „Vorschriften" der Person für andere.

Normative Schemata enthalten Anweisungen darüber, wie die Person sein sollte oder sein muss: Sie enthalten damit *Ziele* der Person (im Sinne expliziter Ziele, vgl. Püschel & Sachse, 2009). Normative Schemata sind somit interaktionelle Ziele auf der Spielebene, also auf der Ebene intransparenten, manipulativen Handelns (also von Handeln, mit dessen Hilfe man Interaktionspartner dazu veranlasst, etwas zu tun, was sie von sich aus nicht tun würden; vgl. Sachse, 2001, 2004b, 2013a, 2014e).

> *Normative Schemata* sind solche, die *„Anweisungen" der Person an sich selbst enthalten*, wie z. B.: „Sei erfolgreich.", „Sei der Beste.", „Sei die Wichtigste.", „Vermeide auf alle Fälle Blamagen.", „Vermeide alle Situationen, in denen Du kritisiert werden könntest."

Normative Schemata enthalten somit Ziele in der Form von Vorschriften. Dabei können diese Anweisungen für die Person in unterschiedlich starkem Ausmaß verbindlich sein, was wiederum davon abhängt, wie die Kontingenzebene dieser Schemata definiert ist (vgl. Sachse, 2006d, 2013a, 2013b, 2014a, 2015b, 2019; Sachse, Breil & Fasbender, 2009; Sachse & Fasbender, 2013; Sachse, Fasbender, Breil & Sachse, 2011).

Die Kontingenzebene normativer Schemata enthält zuerst Annahmen darüber, welche negativen Konsequenzen (die die dysfunktionalen Schemata androhen) durch die Befolgung der Anweisungen *nicht* eintreten, z. B.:

- „Wenn Du der Beste bist, dann wird Dich niemand abwerten."
- „Wenn Du der Beste bist, wird sich niemand von Dir abwenden."

Da die Kontingenzen somit zuerst das „Ausbleiben" der in den dysfunktionalen Schemata angedrohten Konsequenzen spezifizieren, nennen wir diese Schemata „kompensatorisch". Die Kontingenzebene kann jedoch auch negative Konsequenzen für den Fall androhen, dass man die Norm *nicht* erfüllt: Und hier können einmal die gleichen Konsequenzen angedroht werden, die schon das dysfunktionale Schema spezifiziert hat, es können jedoch darüber hinaus *noch mehr* Konsequenzen spezifiziert werden. Und diese Konsequenzen können nun leicht bis mittelschwer sein: „Wenn Du nicht erfolgreich bist, dann mag Dich niemand." Oder sie können auch massive, existentielle Katastrophen androhen, z. B.: „Wenn Du Fehler machst, bist Du moralisch völlig verwerflich und gehörst nicht mehr zu den Menschen." *Damit können die normativen Schemata noch weitaus schlimmere Konsequenzen androhen als die dysfunktionalen Schemata.*

Die Aktivierung von Normen erzeugt ein Gefühl von „Getriebensein", von „unter Druck stehen". Das Gefühl, Normen nicht zu erfüllen, erzeugt (über emotionale Verarbeitungsprozesse) Emotionen wie Schuld („schlechtes Gewissen") oder Scham. Und die Aktivierung der zweiten Schema-Ebene kann starke Angst auslösen.

Es ist hier sehr wichtig zu sehen, dass alle diese Normen *Ziele* definieren, die Annahmen der dysfunktionalen Schemata (vor allem der Selbstschemata) kompensieren: Sagt das Schema z. B. „ich bin ein Versager", dann enthält das normative Schema Aussagen wie: „Sei erfolgreich.", „Zeige Dich als intelligent.", „Sei der Beste." (oder: „Vermeide Kritik."): *Dies sind alles Ziele, die die negativen Annahmen der dysfunktionalen Schemata falsifizieren oder dafür sorgen sollen, dass diese „nicht wahr werden"*. Damit sind die normativen Schemata wieder sehr eng inhaltlich mit den dysfunktionalen Schemata verbunden, und, was noch wichtiger ist: Die Ziele sind per definitionem alles *Vermeidungsziele!* Man will nämlich nicht erfolgreich sein, weil es so viel Spaß macht, erfolgreich zu sein (was ein Annäherungsziel wäre!), und man will nicht der Beste sein, weil man dies genießen würde. Nein: Man will erfolgreich und der Beste sein, weil man dadurch *beweisen* will, dass man *kein* Versager ist! Alle normativen Ziele streben also keine positiven Zustände oder positive Affekte an, nein: *Sie streben die Aufhebung oder Vermeidung negativer Zu-*

stände oder Affekte an! Das gilt z. B. auch für Ziele wie: „Erhalte Aufmerksamkeit.", „Sei die Wichtigste.". Auch hier will man dies, weil man (aufgrund der dysfunktionalen Schemata) annimmt, man sei nicht wichtig und man erhalte keine Aufmerksamkeit. Man ist also nicht intrinsisch motiviert, man strebt keine positiven Effekte an, sondern man strebt immer die Aufhebung oder Vermeidung negativer Effekte an.

> Alle Ziele normativer Schemata sind Vermeidungsziele.

Vermeidungsziele funktionieren psychologisch anders als Annäherungsziele (vgl. Ebner & Freund, 2009; Elliot & Covington, 2001; Kuhl, 1983a, 1983b, 2001): Die Verfolgung und Erreichung von Annäherungszielen befriedigt zentrale Motive und führt zu einem Zustand der Zufriedenheit (Brunstein, 1993, 1995, 2001; Brunstein et al., 1995, 1998), zu einem langsamen Absinken des Motivs in der Motiv-Hierarchie (Kuhl, 1983a, 1983b, 2001) und damit zu einem allmählichen Nachlassen der Bemühungen. Dagegen führt das Verfolgen und Erreichen von Vermeidungszielen zur Reduktion von Angst und Anspannung (C-), jedoch *nicht* zu einer Sättigung zentraler Motive und damit auch *nicht* zu einem Zustand von Zufriedenheit (Brunstein, 1993, 2001; Brunstein & Schultheiss, 1996; Brunstein et al., 1995, 1998; Kuhl, 2001; Kuhl & Koole, 2005): Das zentrale Motiv Anerkennung bleibt trotz aller Verfolgung von Vermeidungszielen hoch in der Motiv-Hierarchie!

Neben selbst- und normativen Schemata gibt es auf der Spielebene jedoch noch eine Art kompensatorischer Schemata: *Regel-Schemata* (vgl. Sachse, Breil & Fasbender, 2009).

> *Regel-Schemata* enthalten keine Regeln, die die Person selbst befolgen soll, *sondern Regeln, die andere, die Interaktionspartner befolgen* sollen! Regel-Schemata enthalten somit *interaktionelle Erwartungen,* wie z. B.: „Andere haben mich respektvoll zu behandeln." Oder: „Ein Partner hat mir rund um die Uhr Aufmerksamkeit zu geben."

Auf der Kontingenzebene solcher Schemata stehen dann auch keine Katastrophen, die für die Person selbst eintreten könnten, sondern Konsequenzen, die dem Interaktionspartner von der regelsetzenden Person drohen, z. B.: „Wenn mich jemand nicht respektvoll behandelt, darf ich wütend reagieren." Oder: „Wenn mein Partner mir keine Aufmerksamkeit gibt, mache ich ihm eine Szene." Regel-Schemata kompensieren insbesondere die negativen Beziehungserwartungen der dysfunktionalen Beziehungsschemata: Hat eine Person das Schema „in Beziehungen wird man nicht respektiert", dann entwickelt sie auf der Spielebene eine (mehr oder weniger starke) Erwartung an Interaktionspartner, die genau dieser Annahme widerspricht: „Dein Partner hat mich respektvoll zu behandeln – und wehe nicht!"

Diese Regel-Schemata führen nun dazu, dass Personen, die diese aufweisen, in Situationen, in denen Interaktionspartner gegen diese Regel verstoßen, nicht primär verletzt oder gekränkt reagieren (wie bei einer Aktivierung der dysfunktionalen Schemata), sondern wütend und ärgerlich. Denn *dieses* Schema besagt ja,

- dass ihnen Respekt *zusteht* und sie ihn erwarten *dürfen* und
- dass sie das *Recht* haben, darauf sauer zu reagieren und den „Regel-Verletzer" zu bestrafen.

Die hyperallergische Reaktion bei der Aktivierung von Regel-Schemata ist somit nicht Kränkung, sondern Ärger: Was bedeutet, dass eine Person hier bei geringfügigem „Vergehen" von Interaktionspartnern maximal heftig wütend reagieren kann.

6.2 Förderliche und hinderliche Arten von Schemata für eine Selbstregulation

Alle beschriebenen Schemaeffekte können zu ungünstigen Verarbeitungsprozessen, zu ungünstigem Erleben und Verhalten der Person führen: Die Person interpretiert eine Situation falsch, empfindet ungünstige Affekte und Emotionen, handelt so, dass hohe Kosten entstehen. Die Schemaeffekte können auch mit kompetentem und funktionalem Handeln der Person interferieren, sodass wieder ungünstige Effekte (Kosten für die Person) entstehen.

Viele Probleme von Personen gehen auf ungünstige dysfunktionale Schemata zurück. Auf ein Schema wie z. B. „ich bin ein Versager" (mit allen weiteren Implikationen, s. u.) kann Prüfungsangst zurückgehen, auf ein Schema „ich bin unattraktiv" (mit allen weiteren Implikationen, s. u.) kann zurückgehen, dass sich zwar jemand eine Partnerin/einen Partner wünscht, sich aber nie traut, die Initiative zu übernehmen, weil er mit Ablehnung rechnet und Angst davor hat, die Zurückweisung könnte seine negativen Annahmen auch noch bestätigen.

Probleme gehen *sehr oft* nicht auf reine „Konditionierungsprozesse" zurück und auch nicht (nur) auf soziale Kompetenzdefizite, sondern auf ungünstige Annahmen, die eine Person über sich selbst, über Beziehungen, über die Realität hat: Die Annahmen führen dann, wenn sie in betreffenden Situationen aktiviert werden, zu Unsicherheit, Angst, Vermeidung, zu ungünstigen Interpretationen der Situation (als „bedrohlich", als Situation, „in der man scheitern kann", als Situation, „in der man wieder abgewertet wird" usw.) und zu ungünstigen Handlungen. Dieses ungünstige Erleben und Verhalten der Person *wird dann nicht von der Situation selbst erzeugt,* in der sich die Person befindet, sondern durch die aktuellen Verarbeitungsprozesse, die wiederum durch die Schemata determiniert werden, die durch die Situation aktiviert werden. Schema-theoretisch gesehen sind „Situationen" nicht „Ursachen" des Verhaltens (wie in der klassischen Skinner-Theorie und der darauf basierenden Verhaltensanalyse), sondern nur „Auslöser“ dysfunktionaler Verarbeitungsprozesse, die dann wiederum Effekte auf Verhalten ausüben.

Ein gutes Beispiel dafür sind Personen mit negativen Schemata wie „ich bin ein Versager“ und/oder „in Situationen wird man negativ bewertet“: Eine Person mit solchen Schemata kann rational wissen, dass sie hohe Kompetenzen hat, dass sie gut Vorträge haltenkann, dass ihre Vorträge gut ankommen usw. Aber geht sie auf eine Bühne, dann löst diese Situation eine Schema-Aktivierung und damit „automatische“, intrusive Gedanken aus wie „Das schaffst Du nicht!“, „Das wird eine Katastrophe!“, „Du wirst Dich lächerlich machen!“ u.a.m. Die Schema-Aktivierung hemmt alle rationalen Gedanken und führt zu Appraisal-Prozessen, die Unsicherheit, Angst, Vermeidungsverhalten usw. auslösen.

Eine Person, die dagegen positive Schemata aufweist, geht selbstsicher auf die Bühne und hält ihren Vortrag. Sie kommt gar nicht auf die Idee, das etwas schiefgehen könnte.

Wie ausgeführt können dysfunktionale Schemata bestimmte Interpretationen stark beeinflussen und damit zu bestimmten Emotionen führen: So kann die Annahme, eine Situation sei gefährlich, dazu führen, Situationsaspekte als „gefährlich“ zu interpretieren; die Annahme, „man könne sie nicht bewältigen“, kann dazu führen, die eigenen Bewältigungsmöglichkeiten stark zu unterschätzen. Dadurch kann eine Angstreaktion ausgelöst werden, die in keiner Weise auf eine reale Gefahr hinweist (was adaptiv wäre), sondern die eine Gefahr vorspiegelt (und damit dysfunktional ist). Deshalb können Emotionen, die auf dysfunktionale Schemata zurückgehen, in hohem Maße unangepasste, störende, mit funktionalem Verhalten interferierende Emotionen erzeugen. Und damit gilt auch: Eine Emotion weist nicht automatisch valide auf persönlich hoch relevante Ereignisse hin: Leider kann sie auch auf hoch dysfunktionale Schemata hinweisen, die der Klient dringend klären und bearbeiten sollte.

Selbst-Schemata von Personen können positiv sein und damit eine Selbstregulation fördern. So kann eine Person realistische Selbst-Schemata der Art haben:
- Ich bin kompetent.
- Ich bin kreativ.
- Ich kann Probleme lösen etc.

Solche Schemata werden dann in relevanten Situationen aktiviert und führen dazu,
- dass die Person die Situation positiv, als Herausforderung o.ä. auffasst,
- dass die Person mit Zuversicht und „Hoffnung auf Erfolg“ (Heckhausen, 1963a, 1963b, 1977, 1980) in eine Situation geht,
- dass die Person dann motiviert ist, sich Aufgaben zu stellen.

Ein besonders wichtiges positives Schema betrifft die Selbst-Effizienzerwartung (SEE; Bandura, 1997, 2001). Psychologisch kann man zwei Arten von SEE unterscheiden:

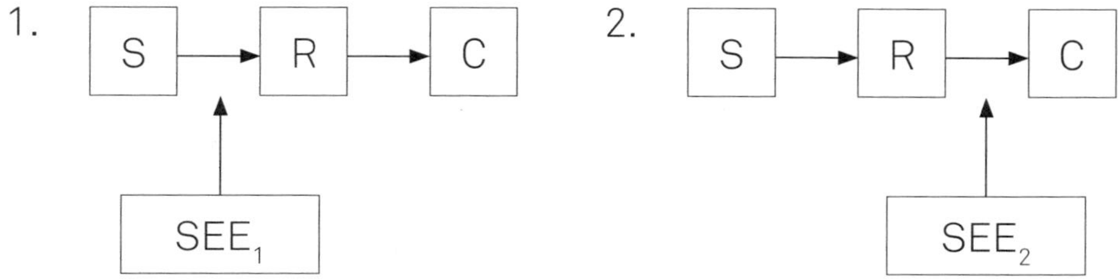

Zu 1. SEE_1 ist die Erwartung, in bestimmten Situationen ein relevantes Handeln auch wirklich generieren zu können: Die Person nimmt an, dass sie über die relevanten Kompetenzen verfügt und das Verhalten mit hoher Wahrscheinlichkeit zeigen kann.

Zu 2. SEE_2 ist die Erwartung der Person, durch eigenes Handeln „Effekte in der Realität" bewirken zu können, also die Annahme, dass sie Einfluss auf Kontexte hat, dass andere Personen sie ernst nehmen, dass sie Einfluss hat. Und es ist die Annahme, dass das eigene Handeln mit hoher Wahrscheinlichkeit *positive,* erwünschte Effekte entfaltet.

Bandura konnte zeigen, dass hohe SEE zu hohem Zutrauen in eigene Handlungen führt und sich auch motivational günstig auswirkt. Man darf nämlich nicht vergessen, dass SEE eine stark *motivational* wirksame Variable ist: Nimmt man an, dass man bestimmte Effekte sowieso gar nicht erreichen oder bewirken kann, dann wird die Motivation zu einer solchen Handlung Null! Denn dann macht Anstrengung nicht den geringsten Sinn. Deshalb ist eine Ressourcen-Aktivierung oft eine Stärkung der SEE und hat dadurch auch eine Stärkung der Änderungsmotivation zur Folge!

Negative, dysfunktionale Selbstschemata enthalten meist Annahmen mit (starken) Selbstzweifeln oder Selbstabwertungen, z.B.:

- Ich bin inkompetent.
- Ich kann Probleme nicht lösen. Aber auch:
- Ich bin unattraktiv.
- Ich bin unwichtig etc.

Solche Schemata führen dazu, empfindlich auf Kritik oder scheinbare Abwertungen zu reagieren, in Situationen ängstlich zu sein, Situationen zu meiden o.ä.

Dysfunktional sind jedoch auch unrealistisch positive Schemata, z.B.:

- Ich bin hoch intelligent.
- Ich habe außergewöhnliche Fähigkeiten.
- Ich kann Interaktionspartner sehr gut einschätzen.

Treffen diese Annahmen nicht zu, können sie zu Selbstüberschätzungen führen, zu Verhalten, das riskant ist, oder zu falschen Entscheidungen. Das kann sich in unterschiedlichen Lebensbereichen auswirken: Zu schnelles Fahren aufgrund der Überschätzung eigener Fahrfähigkeiten; zu riskantes Handeln an der Börse aufgrund der Annahme, man könne Kursentwicklungen sehr genau voraussehen; einen „Korb" bekommen, weil man sich für „unwiderstehlich" hält etc.

Positive Beziehungsschemata sind Schemata der Art:
- In Beziehungen werde ich wahrgenommen.
- In Beziehungen werde ich respektiert.
- Beziehungen sind solidarisch.

Solche Schemata führen dazu, dass Personen Beziehungspartnern vertrauen können und sich auf Beziehungen einlassen können.

Dysfunktionale Beziehungsschemata sind solche, die Annahmen enthalten, dass Beziehungen problematisch sind oder dass man in Beziehungen schlecht behandelt wird, z. B.:
- Beziehungen sind nicht verlässlich.
- In Beziehungen wird man nicht respektiert.
- In Beziehungen erhält man keine Aufmerksamkeit o. ä.

Weist eine Person solche Schemata auf, dann kann sie sich nur schwer auf Beziehungen einlassen, ist Interaktionspartnern gegenüber misstrauisch, schnell gekränkt und empfindet schon „harmlose" Statements vom Interaktionspartner als bedrohlich. Eine Person, die Beziehungen nicht für verlässlich hält, kann bei jedem Streit Angst bekommen, dass die Beziehung bricht. Sie traut sich nicht, Konflikte einzugehen, weil sie Angst hat, den Partner zu verprellen u. Ä.

Dysfunktionale Schemata sind problematisch, da sie zu negativen Erwartungen führen, aber vor allem auch zu negativen Interpretationen von Situationen, negativen Affekten u. a. Sie determinieren eine schnelle, hoch automatisierte Informationsverarbeitung und führen zu etwas, was wir *„hyperallergische Reaktionen"* nennen: Minimale situative Auslöser rufen schnell heftige (affektive) Reaktionen hervor. So kann z. B. jemand mit dem Schema „ich bin nicht wichtig" auf eine minimale Unaufmerksamkeit eines Interaktionspartners heftig verletzt und gekränkt reagieren.

In der Regel löst eine Aktivierung von Selbst- und Beziehungsschemata (da die kognitiven Annahmen in emotionale Verarbeitungsprozesse „eingespeist" werden) Emotionen wie Traurigkeit oder Betroffenheit aus; die Aktivierung der zweiten Schema-Ebene kann Angst auslösen.

Kompensatorische Schemata können aber durchaus auch funktional sein. So regeln Normen in hohem Maße das soziale Miteinander und leiten die Person dazu an, sich um andere zu kümmern, nachsichtig zu sein, den eigenen Egoismus in Grenzen zu halten u. Ä. Solche Normen wirken sich sozial günstig aus und können zu positiven sozialen Effekten führen.

Es gibt jedoch auch viele hoch problematische Normen, die Personen massiv unter Druck setzen und starken Stress auslösen. So führt eine Norm wie „sei immer der Beste" oft dazu, dass eine Person über ihre eigenen Belastungsgrenzen hinaus Leistung zeigt, sich extrem anstrengt, sich Zeitdruck aussetzt, eigene Erschöpfung ignoriert und so ihre eigene Gesundheit aufs Spiel setzt.

Rigide moralische Normen können dazu führen, dass eine Person nicht mehr spontan sein kann, sich die Befriedigung wesentlicher Motive versagt und damit einen Zustand extremer Unzufriedenheit erzeugt.

Dysfunktionale Normen sind „Antreiber", die eine Person unter Druck setzen, und sehr oft sieht die Person dann selbst keine Möglichkeit, sich aus dieser „Zwangsjacke" zu befreien: Die Wirkungen auf eine Selbstregulation können damit *verheerend* sein, sowohl was die Frustration von Motiven als auch was soziale Konsequenzen betrifft („moralische Besserwisser" werden selten sozial geschätzt).

Auch Regeln können durchaus funktional sein und sich positiv auf eine Selbstregulation auswirken: Ich kann soziale Erwartungen im Sinne von Regeln aufweisen, die dazu führen,
- dass ich mich effektiv abgrenzen kann,
- dass ich mich angemessen sozial durchsetzen kann,
- dass mein Ärger mir zeigt, dass ich mir bestimmte Dinge nicht gefallen lassen sollte.

Sind Regeln jedoch „überzogen", z.B. indem sie
- übertriebene Erwartungen enthalten, die sich in der Realität nicht durchsetzen lassen (z.B. „man darf mich nicht behindern"),
- rigide sind und kaum Ausnahmen zulassen,
- für die Person mit der Annahme verbunden sind, sie sei berechtigt, „Regelbrecher" zu strafen,

dann besteht eine sehr hohe Wahrscheinlichkeit, dass solche Regeln zu negativen sozialen Konsequenzen führen: Denn Interaktionspartner lassen sich nur in einem begrenzten Ausmaß Vorschriften machen, reagieren auf Bevormundung oder gar Ärger und Aggression wieder mit Ärger und Aggression und nehmen „Strafaktionen" keineswegs einfach hin.

Daher kann man allgemein sagen: Je mehr solche Regeln eine Person aufweist und je überzogener diese sind, desto höher ist die Wahrscheinlichkeit, dass die Person interaktionelle Konflikte erzeugt und damit interaktionelle Kosten produziert. Dies wird eine Selbstregulation kurz- und vor allem langfristig sehr effektiv sabotieren!

Es sind vor allem diese Regel-Schemata und das daraus resultierende Handeln, die Personen mit Persönlichkeitsstörungen *massive interaktionelle Probleme einbringen:* Denn Interaktionspartner sehen über kurz oder lang nicht wirklich ein, dass sie sich nach den Regeln ihres Partners verhalten müssen (vor allem dann nicht, wenn dieser sich auch sonst wenig reziprok verhält!), und sie sehen nicht ein, dass sie sich, oft wegen Kleinigkeiten, massive Vorwürfe gefallen lassen sollten. Derart kontrolliert und bevormundet vom Interaktionspartner behandelt zu werden, kann man sich unter Umständen eine Zeit lang gefallen lassen: Aber nach längerer Zeit wird man verärgert und dies führt zu Konflikten und Auseinandersetzungen.

7 Die motivationale Seite der Selbstregulation

7.1 Einleitung

An dieser Stelle soll ausführlicher auf die „motivationale Seite" der Selbstregulation eingegangen werden. Die Frage ist hier: Welche grundlegenden Motive sollte eine Person (langfristig) durch ihr Handeln befriedigen, um einen Zustand von persönlicher Zufriedenheit erreichen zu können?

Um dies verstehen zu können, soll ein kurzer Überblick über relevante Konzepte und Forschungsergebnisse gegeben werden. Aus diesen sollen Schlussfolgerungen für eine Theorie der Selbstregulation abgeleitet werden.

7.2 Implizite und explizite Motive

In der Motivationspsychologie wird zwischen impliziten und expliziten Motiven unterschieden. Diese Unterscheidung ist auch für eine Theorie der Selbstregulation von großer Bedeutung:

- *Implizite Motive* sind wiederkehrende Anliegen, in bestimmten Inhaltsbereichen (z. B. Leistung) bestimmte persönlich relevante, affektiv positive Anreize zu erreichen (McClelland, 1987; McClelland et al., 1989). Dabei geht es vorrangig um die Herstellung affektiv positiver Zustände.
- Implizite Motive sind damit Teil des affektiven Systems (Sachse, 2014a) oder, wie Epstein es ausdrückt, des „experiential system", in dem Information in komplexer, holistischer Weise verarbeitet wird (Brunstein & Maier, 2005; Epstein, 1973, 1990, 1991, 1994; Schultheiss & Brunstein, 1999).
- Implizite Motive entstehen in der Biographie früh, entstehen durch affektiv geprägte Erfahrungen, durch affektive (und kaum kognitive) Interpretation von Erfahrungen; Motive sind daher in einem „affektiven Repräsentationscode" gespeichert (McClelland, 1958, 1987; McClelland & Pilon, 1983).
- Implizite Motive werden durch relevante auslösende Situationen automatisch aktiviert; ihre Aktivierung unterliegt nicht der kognitiven Kontrolle (Epstein, 1994).

- Implizite Motive haben, einmal aktiviert, einen unmittelbaren Einfluss auf Erleben und Verhalten: Sie führen zu spontanem Handeln (ohne dass größere kognitive Analysen notwendig wären): Implizite Motive beeinflussen damit direkt das Fühlen und Handeln von Personen (Brunstein & Maier, 2005).
- Befriedigt eine Person implizite Motive (durch entsprechendes Handeln), dann führt das zu einem Zustand von Zufriedenheit (zu angenehmen affektiven Zuständen).

> Damit werden implizite Motive zu den zentral wichtigen Motivatoren: Es ist *ihre* Befriedigung, die eine Person letztlich durch ihr Handeln erreichen sollte, ansonsten kann sie einen Zustand von Zufriedenheit, auch ein Gefühl von „Sinnhaftigkeit des eigenen Lebens", nicht erreichen. Daher sind für eine effektive Selbstregulation die impliziten Motive von extremer Bedeutung.

- Implizite Motive sind kaum kognitiv repräsentiert und für eine Person daher kognitiv nur schwer zugänglich (Brunstein & Schultheiss, 1996; Epstein, 1994; McClelland, 1987).
- Implizite Motive machen sich für die Person jedoch bei ihrer Aktivierung in *affektiven Indikatoren* bemerkbar:
  - in Phantasie-Tätigkeiten (sowohl spontan als auch durch Stimuli (z. B. TAT-Bilder) angeregt; Murray, 1943; Smith, 1992);
  - in Tagträumen;
  - in (langanhaltenden oder kurzzeitigen) *Stimmungen:* sowohl positiven (bei Annäherung an eine Motivbefriedigung), als auch negativen Stimmungen (bei Motiv-Frustration);
  - in spezifischen Körperempfindungen (sog. „felt senses", „gefühlte Bedeutungen");
  - in *Träumen,* die stark durch das affektive System gesteuert werden;
  - in spontanen Handlungstendenzen.
- Aus diesen Indikatoren kann eine Person wahrnehmen und sie kann daraus Schlüsse ziehen auf ihre impliziten Motive: Sie kann diese im Prinzip also (mehr oder weniger gut bewusst) repräsentieren. Dies ist jedoch schwierig.
- Daher unterscheiden sich Personen stark darin, wie gut sie relevante implizite Motive valide kognitiv repräsentiert haben.

> Eine (valide!) kognitive Repräsentation ist für eine funktionierende Selbstregulation von großer Bedeutung. Eine Person sollte, um Zufriedenheit erreichen zu können, wissen, welche Ziele sie (kurz- und vor allem langfristig) anstreben sollte: Nämlich solche Ziele, die mit den impliziten Motiven kompatibel sind bzw. solche, deren Erreichung die impliziten Motive auch befriedigen können!

Das ist der „Kern“ der motivationalen Seite der Selbstregulation: Das eigene Leben so zu gestalten, dass ein Zustand (affektiver!) Zufriedenheit und ein Gefühl von persönlicher Sinnhaftigkeit entsteht.

Natürlich ist es im Alltag nicht leicht, einen solchen Zustand zu erreichen oder ihn über längere Zeit aufrechtzuerhalten: Es ist jedoch für ein positives Leben und eine hohe Lebensqualität äußerst wichtig, es immer wieder zu versuchen. Man kann es durchaus als einen zentralen Sinn einer effektiven Selbstregulation betrachten, immer wieder einen solchen Zustand von Zufriedenheit herzustellen.

Zufriedenheit ist aber nicht identisch mit „Glück“: Glück ist ein emotionaler, hormonell bedingter Ausnahmezustand, den man durch eine neue Beziehung erreichen kann, der aber nie sehr lange anhält. Dagegen ist Zufriedenheit ein Zustand, den man lange Zeit aufrechterhalten kann und zu dessen Erreichung man selbst viel tun kann (allerdings auch tun muss). Sinnvollerweise sollte man deshalb auch nicht vom „Streben nach Glück“, sondern vom „Streben nach Zufriedenheit“ sprechen.

7.3 Explizite Motive

- Das *explizite Motivationssystem* besteht aus (gut repräsentierten) persönlichen *Zielen:* Diese geben an, was eine Person (kurz- oder langfristig) erreichen will (Weinberger & McClelland, 1990).
- Damit sind persönliche Ziele (Austin & Vancouver, 1996; Klinger, 1977) Aspekte des expliziten Motivsystems (McClelland et al., 1989).
- Diese expliziten Ziele sind kognitiv „formatiert“: Sie sind Teil des kognitiven Systems (Sachse, 2014b) oder, wie Epstein es formuliert, des rationalen Systems (Epstein, 1973, 1990, 1991, 1994; Schultheiss & Brunstein, 1999).
- Damit sind die expliziten Ziele der Person selbst relativ leicht zugänglich; die Person kann (prinzipiell) darüber Auskunft geben (McClelland, 1987), sowohl auf direktes Befragen hin als auch in Fragebögen. Selbst wenn eine Person aktuell keinen Zugang zu solchen Zielen hat, kann sie diesen meist durch Reflexion oder durch Psychotherapie gut herstellen.
- Ziele sind internale Repräsentationen zukünftiger Zustände (Schultheiss & Brunstein, 1999).
- „Ziele beruhen auf antizipierten Zuständen und Ereignissen, die für eine Person von individueller Bedeutung sind.“ (Brunstein & Maier, 2002, S. 159): „Sie zeigen an, wonach eine Person in ihrer gegenwärtigen Lebenssituation strebt und was sie in Zukunft in unterschiedlichen Lebensbereichen erreichen oder auch vermeiden möchte.“ (vgl. Brunstein & Maier, 1996; Brunstein et al., 1996)
- Ziele bilden ein System oder eine Hierarchie: An der Spitze stehen allgemein formulierte, generelle Ziele und darauf folgen stärker operationalisierte, situationsbezogene „Unterziele“.

- Persönliche Ziele sind psychologisch wesentlich. Sie
  - schaffen für die Person eine Orientierung und setzen Standards;
  - sie geben dem Handeln eine Richtung;
  - sie führen dazu, dass eine Person organisiert handelt, Anstrengung aufwendet, sich mit Problemen auseinandersetzt etc. (Cross & Markus, 1991);
  - sie geben der Person ein Gefühl von Sinnhaftigkeit und von Zweck (Emmons, 1996; Erikson et al., 1986; Klinger, 1977).
- Stimmen explizite Ziele (auch) mit den impliziten Motiven überein, dann kann ihre Verfolgung/Erreichung zu einem Zustand von Zufriedenheit beitragen.
- Ansonsten dienen aber explizite Ziele stärker einer guten Realitätsanpassung als einer guten Motivanpassung: Man bildet in dem Fall Ziele, die „in der Realität" zur Erzeugung positiver Zustände führen, also z.B. zu positivem Feedback, Kontrolle, Privilegien usw., und damit zu einem guten Funktionieren in der Realität beitragen.

7.4 Intrinsische und extrinsische Motivation

- Das motivierende an der Verfolgung von Zielen sind entweder extrinsische oder intrinsische Aspekte:
  - Bei *extrinsischer Motivation* wollen die Personen den Zielzustand erreichen bzw. seine Folgen herbeiführen. Die Motivation, ein Ziel zu erreichen, ist dann besonders hoch, wenn die Zielerreichung mit positiven Konsequenzen verbunden ist und wenn die Person optimistisch ist, dass sie den Zielzustand erreichen kann (Atkinson, 1964; Heckhausen, 1971, 1972, 1974, 1977, 1980; Weiner, 1977). Folgt eine Person einer extrinsischen Motivation, dann ist sie oft in einem Modus der Selbstkontrolle.
  - Bei *intrinsischer Motivation* werden Ziele angestrebt, weil die Zielverfolgung an sich, auch unabhängig von der Erreichung bestimmter Effekte, erfüllend, angenehm und belohnend ist, *also zu einem angenehmen affektiven Zustand führt.*

    Intrinsische Motivation ist selbst-determiniert: Die Person bestimmt (durch ihre Ziele) selbst, was sie tun will und wird nicht von externalen Anreizen gesteuert. Bei der Verfolgung intrinsischer Ziele ist die Person auch insofern selbst-determiniert, dass sie sich nicht durch extrinsische Belohnungen zu einer Selbstüberforderung verleiten lässt (vgl. Deci, 1975, 1980; Deci & Ryan, 1980, 1985a, 1985b, 1991, 2000, 2008; Klappheck & Michalak, 2009; Ryan & Deci, 1999, 2000, 2006; Ryan et al., 1995, 1996, 2008). *Folgt eine Person einer intrinsischen Motivation, so ist sie in aller Regel in einem Modus der Selbstregulation.*

    Dies ist z.B. wesentlich, wenn eine Person sowohl intrinsische als auch extrinsische Anteile von Leistungsmotivation aufweist. Die intrinsischen Aspekte sind in aller Regel unproblematisch: Wenn die Person „keine Lust mehr hat“, hört sie auf, eine Leistung zu erbringen; wenn sie ihre Handlungen „abgeschlossen“ hat, kann sie es gut sein lassen und den erreichten Zustand genießen. Bei extrinsischen Aspekten geht es aber um das Erreichen von Zielen, und die sind nie letztlich definiert (oft sind sie gar nicht definiert!), sodass eine „höher-schneller-weiter-Situation“ entsteht: Beim Erreichen eines Ziels fasst die Person schon das nächste in den Blick. Und um das Ziel zu erreichen, leistet die Person dann so viel wie möglich. Dabei lässt sie sich von Ermüdung, Erschöpfung, Krankheit etc. auch kaum bremsen: Die Person „beutet sich selbst aus“, geht über ihre Belastungsgrenzen und erzeugt ein hohes Stressniveau. Daher sollte eine Person ihre extrinsische Motivation überdenken: Sie sollte prüfen, ob diese sie langfristig in Schwierigkeiten bringen kann.

7.5 Das Verhältnis von impliziten und expliziten Zielen

- Implizite Motive können die Entwicklung von expliziten Zielen beeinflussen: *Im günstigen Fall entsprechen explizite Ziele zu einem Großteil impliziten Motiven:* Die Ziele sind motiv-kompatibel.
- In diesem Fall bedeutet das, dass eine Person, die ein explizites Ziel verfolgt, auch ein implizites Motiv befriedigt.
- Explizite Ziele werden aber in ihrer Entwicklung noch stark beeinflusst
  - von sozialen Erwartungen (von Eltern, Peers, Lehrern etc.);
  - von sozialen Normen;
  - von Lernerfahrungen;
  - von sozialen Vergleichen;
  - vom Selbstkonzept und Selbstwert etc.

  Alle diese Einflüsse sind external. Die Person kann diese externalen Einflüsse in mehr oder weniger starkem Ausmaß in die Entwicklung expliziter Ziele einfließen lassen (Havighurst, 1974). Die Person übernimmt dann Ziele von außen und macht sie sich zu eigen: Sie kann dann aber in aller Regel selbst kaum noch erkennen, dass sie diese Ziele „übernommen“ hat und sie im Grunde gar nicht ihre eigenen sind (Kuhl, 1995).
- Werden Ziele stark durch externale Quellen definiert, bilden die Ziele die impliziten Motive kaum noch ab: Die Ziele sind nicht mehr motivkompatibel (Brunstein, 2010; McClelland et al., 1989).
- Dieser Zustand ist der wahrscheinlichste: Untersuchungen zeigen, dass (durch TAT erfasste) implizite Motive und (durch Fragebögen erfasste) explizite Ziele kaum miteinander korrelieren (Brunstein & Maier, 1996, 2005; Brunstein et al., 1995; Emmons & McAdams, 1991; King, 1995; Langens, 2009; McClelland et al., 1989; Schultheiss & Brunstein, 1999, 2001; Spangler, 1992).

- Daher wird von Autoren postuliert, dass implizite Motive und explizite Ziele als zwei unterschiedliche Motiv-Konstrukte aufgefasst werden können (Brunstein & Hoyer, 2002; McClelland et al., 1989).
- Bezogen auf den Bereich „Leistung“ bezeichnen Brunstein und Hoyer (2002) das implizite Motiv als „Leistungsmotiv“ und das explizite Ziel als „Leistungsorientierung“. Leistungsmotiv und Leistungsorientierung determinieren dabei unterschiedliche Handlungsaspekte: Das Leistungsmotiv beeinflusst stark intrinsische Aspekte des Handelns und die Leistungsorientierung extrinsische.
- In diesem Fall kann die Person bei der Verfolgung dieser Ziele die impliziten Motive nicht mehr befriedigen (Brunstein, 2010): Die Erreichung dieser Ziele führt *nicht* zu *den* affektiven Ergebnissen von Wohlbefinden und Zufriedenheit, die mit der Befriedigung des impliziten Motivs verbunden sind.
- Auch die Verfolgung motiv-inkompatibler Ziele (im Sinne von Annäherungszielen, s. u.) kann dennoch auch zu positiven Effekten führen: Zu Effekten der Selbstaufwertung, zu positivem Kompetenz-Feedback etc. Dies ist der Grund, warum eine Person auch motiv-inkompatible Ziele stark verfolgen kann bzw. die Zielverfolgung positiv verstärkt wird. Dennoch *fehlen* in jedem Fall die mit der Befriedigung des impliziten Motivs verbundenen Effekte! Ebenso kann die Nicht-Annäherung an ein motiv-inkompatibles Ziel negative Affekte erzeugen, die aversiv sind und Anreize sein können für die Person, sich mehr anzustrengen.

> Folgt eine Person in hohem Maße expliziten Zielen, die nicht motiv-kompatibel sind, führt das zu einer starken Beeinträchtigung der Selbstregulation: Die Person kann dann keinen Zustand von Zufriedenheit und persönlicher Sinnhaftigkeit mehr herstellen.

- Dadurch, dass auch die Verfolgung motiv-inkompatibler Ziele positive Effekte haben kann, zeigt sich, dass eine hohe Entschlossenheit, ein Ziel zu verfolgen, zu positiven Effekten im Hinblick auf Wohlbefinden führt: Allgemein hat die starke Verfolgung von Zielen positive affektive Konsequenzen (Brunstein et al., 1995). Der Effekt auf Wohlbefinden und Zufriedenheit wird jedoch dann stark gesteigert, wenn die verfolgten Ziele motiv-kompatibel sind.
- Übernimmt die Person eine Zieldefinition von außen (Ziele der Eltern, Ziele von Peers, Ziele aufgrund (materieller) Reinforcements, Ziele aufgrund sozialer Vergleiche etc.), dann besteht eine starke Tendenz, diese Ziele für eigene Ziele (als für motiv-kompatible Ziele) zu halten (Kuhl, 1995; Kuhl & Beckmann, 1994b). *Personen können daher die Motiv-Inkompatibilität von Zielen selbst kaum erkennen.*
- Aufgrund dieser Entwicklungen stimmen implizite Motive und explizite Ziele oft nicht überein (Brunstein et al., 1995; McClelland et al., 1989; King, 1995).
- Allerdings unterscheiden sich Personen deutlich in dem Ausmaß, in dem ihre Ziele motiv-kompatibel sind.

- Personen unterscheiden sich stark darin, wie gut sie implizite Motive kognitiv repräsentieren können. Die mangelnde Repräsentation impliziter Motive wird als *Alienation* bezeichnet (Alienation = Entfremdung vom Motivsystem).
- Persönliche Ziele unterscheiden sich darin, wie stark eine Person sich ihnen *verpflichtet* fühlt (commitment): Ist sie einem Ziel stark verpflichtet, dann ist sie auch bereit, zu seiner Erreichung Anstrengung aufzuwenden, das Ziel lange und intensiv zu verfolgen etc. „Verpflichtung" kann nach dem Rubicon-Modell (Heckhausen & Kuhl, 1985; Heckhausen et al., 1987) auch aufgefasst werden als Ausmaß der *Entscheidung*, das Ziel nun zu verfolgen. Daher sprechen Brunstein und Maier (2002) auch von *Entschlossenheit:* Es ist das Ausmaß, in dem sich eine Person mit ihren Zielen identifiziert und sich verpflichtet fühlt, sie zu verwirklichen.

7.6 Zielbindung und Realisierbarkeit

Die Stärke der Zielbindung hängt mit der Stärke der entsprechenden Anreize zusammen (Klinger, 1977) und kann daher durch eine Erhöhung der Anreize gesteigert werden.

- Persönliche Ziele unterscheiden sich danach, wie gut sie im Kontext einer Person *realisierbar* sind. Sind Ziele realisierbar, dann kann die Person in der Zielerreichung Fortschritte machen. Ist die Realisierbarkeit gering, dann macht die Person im Hinblick auf die Zielerreichung wenige bis keine Fortschritte. Realisierbarkeit ist dann z. B. groß,
  - wenn die Person über relevante Fähigkeiten und Kompetenzen verfügt;
  - wenn das soziale Umfeld eine Zielerreichung gestaltet oder fördert;
  - wenn die Person von Partnern in der Zielverfolgung unterstützt wird.
- Die Fortschritte (F) in der Zielerreichung hängen vom Commitment (C) und Realisierbarkeit (R) ab: $F = C \times R$
- Ist eine Person stark entschlossen, ein Ziel zu verfolgen und ist die Realisierbarkeit groß, macht die Person Fortschritte in der Zielannäherung. Dann führt das (bei Annäherungszielen) zu positiven Affekten. Ist die Person stark entschlossen, ist aber die Realisierbarkeit gering, führt das zu starken Frustrationen.
- Damit sind Zielfindung und Realisierbarkeit im Wesentlichen Aspekte der Realitätsanpassung: *Sie ermöglichen eine gute Zielerreichung in einem bestimmten Kontext.*
- Ob sich Fortschritte in der Zielerreichung positiv auf Wohlbefinden und Zufriedenheit auswirken, hängt davon ab, ob das verfolgte Ziel motiv-kompatibel ist oder nicht.
- Ob sich Fortschritte in der Zielerreichung in positiven Affekten niederschlagen, hängt stark davon ab, wie stark diese Ziele motiv-kompatibel sind. D. h. es hängt

davon ab, in welchem Ausmaß eine Zielverfolgung ein implizites Motiv (mit-) befriedigt (Brunstein, 1993; Brunstein et al., 1999; Maier & Brunstein, 2001).

- Für die Auslösung von Wohlbefinden und Zufriedenheit ist es sehr wesentlich, *wie* motiv-kompatibel das verfolgte Ziel ist (Brunstein & Maier, 2002; Brunstein et al., 1999, 2007; Emmons, 1986, 1996; Emmons & Kaiser, 1996; Emmons & King, 1988; Schmuck et al., 2000; Schmuck & Sheldon, 2001; Sheldon & Schmuck, 2001).
- Ist das verfolgte Ziel motiv-kompatibel, dann führt ein Fortschritt in der Zielerreichung zu *Wohlbefinden und Zufriedenheit.* Mit der Zielannäherung sind die mit der Befriedigung des Motivs verbundenen affektiven Zustände verbunden: Wesentlich ist vor allem ein Zustand von Zufriedenheit. Dementsprechend führt aber auch mangelnder Fortschritt oder eine Zielblockierung auch zu stark negativen Affekten.
- Die erfolgreiche Verfolgung motiv-kompatibler Ziele hat eine protektive Wirkung auf Depression; die Verfehlung solcher Ziele fördert die Depressionsentwicklung (Püschel et al., 2011).
- Die Motiv-Kompatibilität eines Zieles bestimmt stark darüber, wie gut eine Person das Motivsystem „bedient“: Schafft sie Zufriedenheit oder erzeugt sie (kumulative) Unzufriedenheit?
- Ist das verfolgte Ziel motiv-inkompatibel, dann führt eine starke Zielverfolgung zu einer *Abnahme* von Wohlbefinden und Zufriedenheit. (Dies spielt oft bei Personen mit sogenannten „Persönlichkeitsstörungen“ eine wesentliche Rolle (vgl. Sachse, 1999, 2001, 2002, 2006a, 2006b, 2008b, 2014c, 2016b; Sachse, Fasbender, Breil & Sachse, 2012; Sachse, Sachse & Fasbender, 2010, 2011).) Diese Personen verfolgen in hohem Maße explizite Ziele, die sie (aufgrund eigener Normen) für absolut verbindlich halten, und belasten sich damit in hohem Maße selbst. Dabei befriedigen jedoch die Effekte, die sie durch ihr Handeln erzielen, ihre zentralen (impliziten) Motive gar nicht. Vielen Personen fällt das auf, und sie verstehen das selbst meist nicht: Sie fragen sich, wieso sie sich so anstrengen, dabei so erfolgreich sind und trotzdem (!) nicht zufrieden werden, ja unter Umständen immer unzufriedener werden. Fortschritte bei motiv-inkompatiblen Zielen erhöhen Wohlbefinden und Zufriedenheit nicht. Und: Personen, die sich stark mit der Realisierung motiv-inkongruenter Ziele beschäftigen, vernachlässigen außerdem die Verfolgung motiv-kongruenter Ziele, was Wohlbefinden und Zufriedenheit zusätzlich vermindert (Brunstein, 1993; Brunstein et al., 1995; 1998, 2008; Brunstein & Maier, 1996; Maier & Brunstein, 2001).

7.7 Annäherungs- und Vermeidungsziele

- Motiv-inkongruente Ziele können nun darüber hinaus Annäherungsziele oder Vermeidungsziele sein (Ebner & Freund, 2009; Elliot, 1999; Elliot & Covington, 2001; Elliot & Thrash, 2002; Freund & Ebner, 2005; Grosse Holtforth & Grawe, 2002; Higgins, 1997; Michalak et al., 2006). Bei der Verfolgung von Annäherungszielen kann die Person zumindest noch positive Affekte erzielen, auch wenn sie die Befriedigung relevanter Motive verfehlt (s. o.). Bei der Verfolgung von Vermeidungszielen erreicht die Person nur eine Reduktion von Ängsten, Anspannungen, negativen Affekten, sie erzeugt aber keine positiven Affekte (insbesondere auch keinen Zustand von Zufriedenheit). Die Bekräftigung des Verhaltens geschieht hier durch den Wegfall aversiver oder antizipiert aversiver Konsequenzen. Daher ist die Verfolgung von Vermeidungszielen generell mit geminderter Zufriedenheit, verminderter Selbstwerteinschätzung und erhöhtem Ausmaß psychophysiologischer Symptome verknüpft (Brunstein & Maier, 2002; Coats et al., 1996; Elliott & Sheldon, 1998; Elliot & Thrash, 2002; Elliot et al., 1997; Emmons, 1996; Sheldon et al., 2002). Man sollte beachten, dass die oben beschriebenen „Normen" (z. B. „ich muss der Beste sein", „ich darf keine Fehler machen", „ich muss Erwartungen erfüllen" u. Ä.) alle *Vermeidungsziele* sind: Ihre Erfüllung reduziert negative Affekte und Emotionen und bekräftigt damit das entsprechende Handeln. Ihre Erreichung befriedigt aber nicht grundlegende Motive. Damit kann eine Person, die in hohem Maße Normen folgt, auch keinen Zustand von Zufriedenheit erreichen.

- Außerdem ist die Verfolgung von Vermeidungszielen mit einem erhöhten Ausmaß klinischer Symptome und einem weiten Ausmaß funktioneller Einschränkungen verbunden (Michalak et al., 2006).
- Dennoch kann auch die Verfolgung von Vermeidungszielen in hohem Maße einer Realitätsanpassung dienen: Die Person realisiert dann Handlungen, die, wenn sie greifen, das Eintreten negativer Effekte in der Realität („Kosten") verhindern! Und: Die Verhinderung oder Verminderung von Kosten kann auch wieder zur Folge haben, dass eine Frustration von Motiven verhindert wird: Auf diese Weise kann auch die Verfolgung von Vermeidungszielen *indirekt* zu einer Motivbefriedigung beitragen. Dies zeigt auch wieder, in welch hohem Ausmaß die Variablen der Selbstregulation „vernetzt" sind.
- Eine Person sollte Ziele entwickeln, die
  - mit ihrem Motivsystem kompatibel sind *und*
  - die mit ihrem Lebenskontext kompatibel sind (Cantor, 1994).

  Das bedeutet, eine Person sollte solche Ziele entwickeln und sich für die Verfolgung solcher Ziele entscheiden,
  - die weitgehend ihren impliziten Motiven entsprechen und ihnen nicht widersprechen und
  - die in ihrem Lebenskontext eine hohe Realisierungswahrscheinlichkeit aufweisen.
- Eine Person muss eine Balance finden zwischen
  - der Entwicklung neuer Ziele bzw. der Verfolgung aller Ziele, also der Entwicklung von Aufgaben, Herausforderungen, die ihrem Leben Sinn und Richtung verleihen *und*

  - der Befriedigung von Motiven, also der Erreichung eines Zustandes von Zufriedenheit (Bandura, 1977a, 1977b; Brunstein & Maier, 2002).

  Verfolgt sie immer nur (neue) Ziele, erhöht sie ständig ihre Standards etc., dann macht sie sich selbst unzufrieden und dies hat (massiv) negative Auswirkungen auf ihr Wohlbefinden. Ist sie aber nur zufrieden, ohne neue Herausforderungen zu entwickeln, wird sie planlos, unorganisiert und schließlich mit diesem Zustand auch unzufrieden.
- Wirklich tragfähige und zufriedenstellende Entscheidungen kommen aufgrund affektiver Prozesse zustande, die implizite Motive (in implizit-holistischer Weise) berücksichtigen (Gigerenzer, 2007a, 2007b; Gigerenzer & Gaissmaier, 2006; Remmers & Michalak, 2016).

> *Ideal scheint ein Zustand zu sein, in dem eine Person eine Art von Grundzufriedenheit erreicht, in dem sie mit dem Zustand ihre Ziele zufrieden ist, in dem sie aber in einigen Bereichen erkennt, dass sie ihren Zustand noch verbessern, weiter entwickeln kann:* Dann kann sie diese neuen Ziele als Herausforderungen sehen und nicht als ein In-Frage-Stellen des bisher Erreichten.

7.8 Förderung von Selbstregulation durch Motivation

Eine relevante Frage in diesem Kontext ist, welche Aspekte von Motivation sich förderlich auf die SR auswirken. Wenn eine Person konkrete Handlungsziele entwickelt oder zu Entscheidungen gelangt und versucht, diese in der Realität umzusetzen, dann sollte sie solche Ziele entwickeln bzw. solche Handlungen ausführen, die mit hoher Wahrscheinlichkeit explizite und vor allem implizite Motive befriedigen können: Nur so kann sie „Gewinne“ in dem Sinne erreichen, dass sie negative Zustände vermeidet bzw. einen Zustand von Zufriedenheit erreicht.

Dazu ist es förderlich, wenn eine Person ihre expliziten und impliziten Motive kennt, d.h. wenn sie eine gute *Repräsentation* davon hat, d.h. ein valides kognitives Modell ihrer Motive: Nur wenn sie eine solche Repräsentation aufweist, kann sie Ziele verfolgen und Entscheidungen treffen, die zu Handlungen führen, die mit hoher Wahrscheinlichkeit relevante Motive befriedigen.

Dabei ist die Repräsentation expliziter Motive noch vergleichsweise einfach, da diese meist schon in einem „kognitiven Format“ vorliegen und der Person damit meist relativ gut zugänglich sind: Die Person kann sich daher meist gut an expliziten Motiven orientieren.

Noch wesentlicher für die Erreichung von Zufriedenheit ist es allerdings, die impliziten Motive zu kennen und sie im Handeln zu berücksichtigen: Eine Person sollte damit eine möglichst geringe *Alienation* aufweisen. Dabei sollte sie ein valides Wissen über Motive aufweisen, auf das sie schnell zugreifen kann, um Entscheidungen zu fällen. Sie sollte aber auch einen *aktuellen* Zugang dazu herstellen können, um sich in schwierigen Situationen Klarheit darüber verschaffen zu können, was sie möchte (Baumann & Kuhl, 2003; Beckmann, 1997, 2006; Kuhl, 1995, 2001; Kuhl & Beckmann, 1994a; Kuhl & Kaschel, 2004; Kuhl & Kazen, 1994). Damit hat die Person die Chance, Handlungen auszuführen, deren Effekte zu einem Zustand von Zufriedenheit führen und zu einem Zustand psychischen Wohlbefindens (vgl. Brunstein, 2010; Brunstein & Maier, 1996; Brunstein et al., 1995, 1998).

Im Bereich der Psychotherapie wird allerdings deutlich, dass *sehr viele* Klientinnen und Klienten ein *hohes* Ausmaß an Alienation aufweisen: Sie wissen in verschiedenen Lebensbereichen nicht, was ihnen gut tut oder nicht gut tut: Sie kennen ihre Präferenzen nicht. Sie wissen nicht, was ihnen schmeckt, und können sich, eine Speisekarte vor sich, nicht entscheiden, was sie essen sollen. Sie stehen vor der Entscheidung, was (oder ob) sie studieren sollen, wissen aber gar nicht, welche Aspekte von Berufen ihnen liegen und welche nicht. Sie weisen gewissermaßen kein „inneres GPS" auf, das sie leiten könnte. Die kann zu gravierenden Fehlentscheidungen führen, z. B. wenn eine Person aufgrund des Vorschlags des Vaters, Jura zu studieren, dies tut und dann mitten im Studium feststellt, dass Jura ihr überhaupt nicht liegt; dann ist sie in der Situation, dass sie sich kaum noch aufraffen kann zu lernen, da ihr alles zuwider ist, sie aber auch nicht aus dem Studium aussteigen kann, weil sie gar keine Alternative hat (außer nach „Versuch und Irrtum" das nächste Studium zu beginnen).

In manchen Lebenssituationen wie z. B. beim Bestellen von Essen, ist Alienation nur hinderlich; bei gravierenderen Lebensentscheidungen kann Alienation jedoch dazu führen, existentielle Fehlentscheidungen zu treffen, die das gesamte weitere Leben bestimmen. Alienation ist daher keineswegs ein randständiges, akademisches Problem, es ist ein essenzielles Problem, dem sich Therapeuten im Therapieprozess zuwenden sollten.

Günstig ist es auch, wenn eine Person solche expliziten Motive aufweist, die einen Teil der impliziten Motive mit abdecken. In diesem Fall kann die Person durch die Verfolgung expliziter (bewusster) Ziele auch implizite Motive (mit-)befriedigen und damit neben der Erreichung extrinsischer Belohnungen auch relevante Motive befriedigen.

8 Beeinträchtigung der Selbstregulation durch Motiv-Alienation

Der Begriff „Alienation“ bedeutet „Entfremdung“: Damit ist gemeint, dass Personen von ihren eigenen (impliziten) Motiven, Bedürfnissen, Zielen „entfremdet“ sind: Sie können diese nicht (gut) erkennen, wahrnehmen, rekonstruieren oder verstehen. Damit können sie auch nicht (geplant) so handeln, dass sie diese Ziele befriedigen: *Sie leben damit (mehr oder weniger stark) an ihren (tatsächlichen, relevanten!) Motiven vorbei.*

Dies hat eine zunehmende (kumulative) Unzufriedenheit zur Folge, die sich langfristig negativ auf Wohlbefinden, psychisches Funktionieren und auch auf Gesundheit auswirkt (vgl. Brunstein, 1993, 2006, 2010; Brunstein et al., 1995, 1996, 1998, 1999, 2007, 2008; Brunstein & Maier, 1996, 2002, 2005; Brunstein & Schultheiss, 1996; Kuhl & Kaschel, 2004).

Alienation ist damit in der Psychologie und Psychotherapie von zentraler Bedeutung: Personen mit bestimmten Störungen weisen ein hohes bis sehr hohes Niveau von Alienation auf und das spielt eine große Rolle bei dem „psychologischen Funktionieren“ des Problems (Kuhl & Kaschel, 2004).

Solche Störungen sind z. B.:
- Depression,
- histrionische Persönlichkeitsstörung,
- dependente Persönlichkeitsstörung,
- zwanghafte Persönlichkeitsstörung,
- Psychosomatik.

8.1 Alienation: Die mangelnde Kenntnis wesentlicher Motive

Alienation ist ein von Kuhl geprägter Begriff (Baumann & Kuhl, 2003; Beckmann, 1997; Kuhl, 1995; Kuhl & Beckmann, 1994a; Kuhl & Kaschel, 2004; Kuhl & Kazen, 1994). Alienation bedeutet „Entfremdung“: Gemeint ist damit die Entfremdung einer Person von ihren eigenen impliziten Motiven, Bedürfnissen, Zielen, ihrer „Präferenz-Struktur“.

Nach Kuhl unterscheiden sich Personen stark darin, wie gut ihr Zugang zu ihrem eigenen impliziten Bedürfnis- oder Motiv-System ist. Es gibt Personen, die einen *guten Zugang zum eigenen Motivsystem aufweisen* und die demzufolge auch über eine gute bewusste Repräsentation ihrer Wünsche und Bedürfnisse verfügen: Sie wissen, was sie wollen oder nicht wollen, was sie brauchen oder nicht brauchen, was sie wünschen, was ihnen wichtig ist, was sie anstreben und was sie vermeiden möchten. *Sie weisen daher eine valide kognitive Repräsentation ihrer impliziten Motive und Ziele auf.* Auf der Grundlage dieser validen Repräsentation können sie Situationen schnell und sicher auf persönliche Relevanz hin prüfen und schnelle und für sie günstige Entscheidungen treffen.

Sie können sich demzufolge nach *eigenen internalen Standards* richten, ihr Handeln und ihre Entscheidungen auf ihr eigenes Wertesystem beziehen und ihre Wünsche und Bedürfnisse in ihrem Handeln realisieren. Sie sind damit *selbstregulativ:* Ihr Handeln und ihre Bedürfnisse stehen im Einklang, sind kongruent, sie orientieren sich nach eigenen, internalen Standards. Sie wissen selbst sehr genau, was sie wollen, wofür sie sich entscheiden sollen, was sie anstreben usw. Sie sind an sich selbst orientiert und „im Einklang mit sich selbst“. Ihre Handlungen führen zu Effekten, die zu einem Zustand der *Zufriedenheit* führen und zu einem hohen persönlichen Wohlbefinden beitragen.

Dagegen gibt es Personen, die einen *schlechten Zugang* zu ihrem eigenen Bedürfnis- und Motiv-System haben: Sie sind von diesem System entfremdet (= Alienation). Sie weisen keine oder nur eine sehr lückenhafte Repräsentation eigener impliziter Wünsche und Bedürfnisse auf; die Folge davon ist, dass sie *nicht* wissen, was sie wollen oder nicht wollen; dass sie nicht wissen, was ihnen gut tut oder nicht; dass sie nicht wissen, welche Ziele sie verfolgen sollen u.ä.

Sie weisen damit auch *keine* internalen, eigenen Standards auf, an denen sie sich orientieren können. Dadurch ist auch ihre Fähigkeit, sich zu entscheiden, beeinträchtigt. Sie stehen auch in der Gefahr, an ihren Bedürfnissen und Motiven vorbeizuleben, weil sie ja gar nicht wissen, welches ihre Bedürfnisse sind und sich gar nicht nach internen Standards richten können. Diese Personen weisen damit *keine* Grundlage für eine funktionierende Selbstregulation auf. Oder die Personen weisen explizite Ziele auf, an denen sie sich orientieren, die aber mit den impliziten Motiven nicht kompatibel sind: In diesem Fall können sie sich zwar schnell entscheiden, treffen aber Entscheidungen und realisieren Handlungen, die *nicht* zu einem Zustand von Zufriedenheit führen und die Motive auch nicht „sättigen“. Solche Personen können sich nicht nach eigenen Werten orientieren, sie können so etwas wie eine Kongruenz innerhalb ihres psychischen Systems gar nicht herstellen (Sachse, 1995, 2006b).

Damit sind diese Personen oft in doppelter Weise beeinträchtigt: Sie können weder *aktuell* klären, was eigene wichtige Motive sind, noch können sie Wissen darüber im Gedächtnis „abfragen“. Sie haben damit nur unzureichend Kenntnis über ihr eigenes (implizites) Motiv-System: Damit sind sie *von einer wesentlichen internen Informationsquelle abgeschnitten.* Wenn man aber annimmt, dass z.B. für längerfristige Handlungsplanungen, für Entscheidungen, für das Abwägen von Alternativen (d.h., für Prozesse vor Überschreiten des Rubicon, vgl. Heckhausen & Kuhl, 1985; Heckhausen et al., 1987) der Zugang zum eigenen Motiv-System bzw. zu dessen Repräsentationen wesentlich ist, dann sollte bei diesen Personen die Handlungssteuerung beeinträchtigt sein. Die Gefahr, Entscheidungen zu treffen, Pläne zu machen und zu verfolgen usw., die mit dem eigenen Motivsystem gar nicht kompatibel sind, diesem sogar widersprechen, ist groß.

Gerade für relativ schnelle Entscheidungen, Abwägungen usw. ist es unfunktional und z.T. völlig unmöglich, aktuell in eine Klärung der eigenen Motive einzusteigen; da eine solche Klärung schwierig und zeitaufwändig ist, ist sie meist unter solchen Bedingungen nicht durchführbar. Hier ist es nötig, (schnell) auf eine valide Repräsentation des eigenen Motiv-Systems zurückgreifen zu können. *Eine Repräsentation ist als schnell verfügbare Entscheidungsgrundlage sehr wesentlich.* Ohne eine solche Grundlage (und ohne die Möglichkeit eines aktuellen Zugangs zum Motiv-System) ist eine Selbstregulationsstörung schon vorprogrammiert.

Kuhl (1994a) nimmt an und konnte empirisch zeigen, dass Personen mit mangelndem Zugang zum eigenen Motivsystem einen *Verwechselungseffekt* aufweisen: Sie können nicht mehr unterscheiden, ob eine Intention, die sie verfolgen, selbst-initiiert ist oder ob sie von außen auferlegt wurde. Eine Person mit mangelndem Motiv-Zugang und mangelnder Repräsentation kann damit nicht mehr entscheiden, ob eine verfolgte Handlung selbst-initiiert ist oder fremd-initiiert, also ob sie auf dem eigenen Motiv-System beruht oder auf der Übernahme fremder Aufträge, Normen usw. Personen mit hoher Alienation halten deshalb Aufträge, die sie von anderen bekommen haben, nach einiger Zeit für selbst-gewählte Absichten und sie halten Normen, die sie von außen übernommen haben, für eigene Motive. Sie können somit nicht mehr selbst klären, ob sie eigenen Motiven folgen oder nicht.

Biographisch bilden sich implizite Motive durch affektive Erfahrungen der Person mit Umweltaspekten: Das Kind macht die Erfahrung, dass bestimmte Handlungen, Dinge, Interaktionen angenehm und befriedigend sind und andere unangenehm und unbefriedigend (McClelland, 1958, 1987; McClelland & Pilon, 1983; Schultheiss & Brunstein, 1999). Durch derartige Erfahrungen bilden sich Präferenzen heraus, ein implizites Motivationssystem.

Im Verlauf der Sozialisation werden aber viele explizite Anforderungen und Erwartungen an das Kind gestellt; das Kind wird für Handlungen bestimmter Art bekräftigt: Auf diese Weise bildet sich ein explizites Motivationssystem heraus mit expliziten Zielen (Emmons, 1986). In die Bildung expliziter Motive und Ziele fließen nun auch Erfahrungen ein, die eine Person mit impliziten Motiven macht: Daher können implizite Motive die Bildung expliziter Motive und Ziele beeinflussen.

Im günstigsten Fall geht dann ein großer Teil der expliziten Motive und Ziele auf implizite Motive zurück: In diesem Fall bilden die expliziten Motive in hohem Maße die Impliziten ab. Ist der externe (Erziehungs-)Einfluss sehr groß, kann es andererseits sein, dass die expliziten Motive und Ziele fast ausschließlich „von außen" determiniert sind und damit die impliziten Motive nicht mehr repräsentieren.

Natürlich darf man nicht fälschlicherweise davon ausgehen, dass alle expliziten Ziele unangemessen sind: Wie Schultheiss und Brunstein (1999) korrekt ausführen, *ist es eine extrem wesentliche Aufgabe jeder Person, eine Balance zu finden zwischen den „Forderungen des Motivsystems" und den „Forderungen der Realität".* Und explizite Ziele erfüllen oft durchaus die Forderungen der Realität und sind damit hoch funktional!

Man muss nur sehen: Folgt die Person *nur* expliziten Zielen, bekommt sie Probleme: Selbstregulation ist besonders dann gut möglich, wenn eine Person ihre impliziten Motive kennt und dann flexibel entscheiden kann, in welchen Kontexten sie diese verfolgt und in welchen sie es lieber lässt. So flexibel kann man aber nur sein, wenn man einen guten Zugang zum Motivsystem hat!

Aber es spielen nicht nur biographische Faktoren eine Rolle: Aktuell kann eine Person einen guten Zugang zu impliziten Motiven haben, wenn sie
- in der Lage ist, ihre Aufmerksamkeit nach innen zu lenken (eine internale Perspektive einnehmen kann),
- wenn sie affektive Prozesse ernst nimmt und beachtet,
- wenn sie sich Zeit nimmt, diese zu verarbeiten.

Dagegen wird eine Alienation gefördert, wenn eine Person
- hoch normorientiert ist, also stark darauf achtet, eigene Normen zu erfüllen und nicht auf sich achtet,
- hoch erwartungsorientiert ist, also darauf achtet, was andere wollen und nicht darauf, was sie will (Snyder, 1979),
- affektive Prozesse ignoriert, für störend oder irrelevant hält.

8.2 Affekte als Indikatoren des impliziten Motivsystems

Die Aktivierung von Bedürfnissen und Motiven führt zu bestimmten Zuständen im Organismus, die diesen über diese Bedürfnisse und Motive informieren: Wenn man einen Zustand als angenehm einschätzt, dann macht sich das in einem bestimmten körperlichen Zustand bemerkbar: In Entspannung, einem angenehmen Gefühl, das vielleicht in der Brust oder im Bauch lokalisiert ist, das man *spüren* kann. Oder der Zustand macht sich in einer (mehr oder weniger) deutlichen und (mehr oder weniger) anhaltenden positiven Stimmung bemerkbar. Oder er drückt sich in angenehmen Phantasien, Tagträumen oder auch in Träumen aus.

Was man spürt, ist in der Regel keine „Emotion" im engeren Sinne wie Wut, Ärger, Freude oder Traurigkeit. „Emotionen" im engeren Sinne gehen auf hoch komplexe und hoch implikative Verarbeitungsprozesse zurück (Kuhl, 1983a, 1983b, 2001). Die Aktivierung, die Befriedigung oder/und insbesondere die Frustration von Bedürfnissen und Motiven führen zu *Affekten.*

Diese Affekte haben für den Organismus einen hohen *Informationswert.* Sie informieren über das Vorhandensein von impliziten Bedürfnissen und Motiven und darüber, ob eine Situation ein Bedürfnis befriedigt oder nicht, und ob eine Entscheidung mit einem Motiv kompatibel ist oder nicht. Diese „Affekte" sind somit die *Indikatoren des Motiv-Systems:* Sie informieren die Person darüber, welche Motive und Bedürfnisse vorliegen und ob eine bestimmte Situation diese Motive befriedigt oder ob sie ihnen widerspricht. Verletzt eine Situation ein Bedürfnis, dann macht sich das in *Störgefühlen* bemerkbar, in Unbehagen, in Anspannung oder anderen charakteristischen körperlich spürbaren Empfindungen.

Die *Indikatoren,* an denen eine Person affektive Verarbeitungsprozesse erkennen oder „ablesen" kann, sind:

- *Felt senses:* Gut lokalisierbare oder aber eher diffuse Körperempfindungen, von denen eine Person weiß, *dass* sie etwas bedeuten.
- *Stimmungen:* Länger oder lang anhaltende positive oder negative Gefühlszustände, die nicht mit Emotionen identisch sind und die einen „Gefühlshintergrund" für die Person schaffen.
- *Phantasien:* Tagträume, Phantasien, die eine Person *nicht* bewusst bildet, sondern die automatisch ablaufen (auch Träume!).
- *Handlungsimpulse:* Impulse, etwas zu tun, die die Person spürt, ohne dass sie eine bewusste Absicht gebildet hat.

Die Indikatoren des affektiven Verarbeitungssystems wie „felt senses", Stimmungen und Phantasien sind somit der *Informationsoutput* des affektiven Verarbeitungssystems. Sie informieren den Organismus darüber, wie Motive, Ziele, aber auch wie affektive Schemata eine Situation bewerten.

Der Organismus kann diese Indikatoren nun als Informationsquellen nutzen, er kann die Informationen kognitiv weiterverarbeiten, kann darüber eine valide Repräsentation bilden, in seine Entscheidungen und Handlungsplanungen einbeziehen, sie also für eine effektive Selbstregulation verwenden. Dann orientiert er sich an seinen eigenen impliziten Motiven und Zielen, aber auch an affektiven Schemata, er handelt somit im Einklang mit seinem Motiv- und Bedürfnis-System, d.h. er handelt *motiv-kongruent* oder, wie man auch sagen kann: *selbst-kongruent.*

Er kann allerdings diese Indikatoren auch ignorieren und damit die Information des affektiven Verarbeitungssystems nicht zur Kenntnis nehmen; in diesem Falle bildet er eine Alienation aus: Er schneidet sich selbst von persönlich hoch relevanten Informationen ab. Er orientiert sich nicht mehr an eigenen Motiven, Bedürfnissen und Zielen, er „lebt" an seinen Bedürfnissen zunehmend vorbei; er entwickelt, so kann man sagen, eine Inkongruenz (Grawe, 1998). Die Selbstregulation ist damit tiefgreifend gestört; es ist, als ob ein Pilot alle Warnlampen seines Flugzeugs ignorieren würde: Er steuert geradewegs in die Katastrophe.

Um die Informationen des affektiven Verarbeitungssystems ernstnehmen und berücksichtigen zu können, muss ein Organismus die relevanten Indikatoren überhaupt *wahrnehmen:* Er muss sie beachten, seine Aufmerksamkeit darauf richten, ihnen Beachtung schenken. Und er muss die Indikatoren für *relevant* halten, er muss erkennen und anerkennen, dass sie relevante Informationsquellen sind, die man nicht ignorieren sollte. Und er muss die Indikatoren *richtig interpretieren:* Die Indikatoren des affektiven Verarbeitungssystems sind oft nicht ganz klar, enthalten Informationen indirekt, implizit, verschlüsselt. Sie müssen daher richtig interpretiert werden, damit sie auch richtig berücksichtigt werden können.

9 Selbstregulation: Eine Balance

Auf den ersten Blick kann man Selbstregulation auffassen als das Bemühen einer Person, einen Ausgleich zu schaffen zwischen den Anforderungen der „Realität" (der verschiedenen Lebenskontexte) und den Anforderungen des eigenen Motivsystems: Zwischen diesen Anforderungen muss die Person eine Balance schaffen und sie muss diese immer wieder von Neuem herstellen (Schultheiss & Brunstein, 1999), um letztlich einen Zustand maximal erreichbarer Zufriedenheit zu schaffen.

Da aber, wie ausgeführt, der Kontext nie direkt wirkt, sondern immer nur durch die Interpretation durch die Person, muss die Person im Grunde eine Balance schaffen zwischen ihren Interpretationen und Motivbefriedigungen: Ein Kontext kann verschiedene Erwartungen an die Person stellen, z. B. die Erwartung, für das Behalten einer bestimmten beruflichen Position extrem viel zu leisten.

Dann muss die Person
- beurteilen, welche Erwartungen genau an sie gestellt werden,
- beurteilen, welche Handlungen sie dafür ausführen muss,
- beurteilen, was sie genau dadurch erreichen kann,
- abschätzen, welche negativen Konsequenzen sich daraus ergäben, die Erwartungen nicht zu erfüllen,
- abschätzen, ob es alternative Wege geben könnte,
- beurteilen, wie wichtig ihr das Erreichen bestimmter, damit verbundener Ziele ist,
- beurteilen, wie unangenehm ihr die Kosten sind, die durch Nichterfüllen der Erwartungen entstehen würden,
- eine Entscheidung treffen.

Streng genommen entscheidet die Person sich dann aber nicht zwischen den Alternativen, den Anforderungen des Kontextes zu folgen oder ihren Motiven zu folgen: Sie entscheidet sich vielmehr dafür, die Handlung zu wählen, die ihre Motive oder Normen am besten zufriedenstellt bzw. am wenigsten beeinträchtigt.

Es handelt sich also nicht um eine Entscheidung zwischen
- den Anforderungen des Kontextes folgen oder
- eigenen Motiven folgen.

Es handelt sich vielmehr um eine Entscheidung zwischen zwei motivationalen/normativen Aspekten, nämlich

- den Konsequenzen aus Handlung A (den Erwartungen des Kontextes folgen) und deren positiven und negativen motivationalen Folgen,
- den Konsequenzen aus Handlung B (den Erwartungen nicht entsprechen) und deren positiven und negativen motivationalen Folgen.

In jedem Fall ist Selbstregulation jedoch eine *Balance:* Selbstregulation wird nicht einmal hergestellt und ist dann stabil: Auf das System wirken ständig Störungen ein: Motive und Ziele ändern sich, Kontexte verändern sich und stellen neue Anforderungen usw. Was einmal eine effektive Balance war, ist im nächsten Augenblick eine Störung der Selbstregulation, auf die die Person wieder reagieren muss.

Wie Schultheiss und Brunstein (1999) schon ausgeführt haben, müssen Personen einen Ausgleich finden zwischen den Anforderungen ihres Motivsystems und den Anforderungen der Realität. Sie müssen eine Balance finden bzw. *diese immer wieder herstellen:* Sie müssen soziale Erwartungen erfüllen, um sich nicht sozial unbeliebt zu machen oder sich nicht zu blamieren (was wiederum auch die Erreichung von Zielen beeinträchtigen würde!). Sie müssen aber auch ihre Bedürfnisse realisieren und nicht auf jede Art von Befriedigung verzichten.

Man kann die Probleme illustrieren an einem Single-Mann, der das Single-Dasein satt hat und eine Partnerin möchte, um Sex zu haben, aber auch, um eine Beziehung zu realisieren, in der er Anerkennung, Wichtigkeit und Solidarität erfährt. Dieses Ziel kann er aber nur dann realisieren, wenn er Kontakt zu Frauen aufnimmt (zu warten, dass dies jemand anderes tut, ist meist wenig zielführend). Also muss er in irgendeiner Weise Kontakt aufnehmen. Dazu kann er eine Frau zum Essen einladen und, wenn er Glück hat, nimmt sie die Einladung an. Was er aber natürlich nicht will, ist, sie die nächsten 20 Jahre nur zum Essen auszuführen: Er will intimen Kontakt, Sex, einen persönlichen Austausch (ansonsten kann er nach 24 Jahren singen: „Twenty-four years I've been living next door to Alice."). Um dies zu realisieren, muss er eine wichtige soziale Grenze überschreiten: Er muss ihr seine Liebe gestehen, Körperkontakt aufnehmen o.ä. Er muss also ihr in irgendeiner Weise nahetreten, ansonsten weiß sie ja nicht, was er will, und wenn sie nicht gestorben sind, treffen sie sich weiterhin zum Essen. Das ist aber heikel, denn in der Realität kann es passieren, dass eine solche Aktion von einer potentiellen Partnerin

- als nicht-legitime Grenzüberschreitung empfunden wird,
- als (sexuelle) Belästigung bewertet wird,
- als Aktion aufgefasst wird, die dem Akteur „nicht zusteht", zu der man ihn nicht ermuntert hat o.ä.

Folgt er also seinem Bedürfnissystem und unternimmt eine Handlung, kann die in der Realität negativ ankommen: Will er dies auf alle Fälle vermeiden, kann er seine Bedürfnisse nicht mehr befriedigen. Geht er das Risiko ein, kann er in der

Realität u. U. negative Effekte erzeugen. Er kann das Problem entschärfen (allerdings nie völlig vermeiden!), indem er sich überlegt, auf welche Weise er die kritische Grenze überschreitet: Es gibt sicher Handlungen, die eher als angemessen angesehen werden und solche, die als unakzeptabel gelten. Auf alle Fälle muss er eine Entscheidung treffen und abwägen zwischen dem Risiko in der Realität und der Befriedigung seiner Bedürfnisse: Er muss diese beiden Tendenzen in eine innere Balance bringen und auch entscheiden, ob er eher mit einer Frustration seiner Bedürfnisse leben will oder eher mit negativem sozialen Feedback.

Besonders starke „Herausforderungen" für eine Selbstregulation gehen vom Arbeitskontext und vom Kontext persönlicher Beziehungen aus.

Der Arbeitskontext stellt immer neue Anforderungen: Die Person erhält neue Aufgaben, diese entsprechen dann mehr oder weniger dem eigenen Präferenzprofil oder dem eigenen Kompetenzprofil. Manchmal sind die neuen Aufgaben angenehm und die Person kann sie gut bewältigen; manchmal gefallen sie der Person aber gar nicht und sie kommt an die Grenzen ihrer Fähigkeiten: Damit muss sie sich in hohem Maße neu regulieren. Bei Klienten mit der geschilderten „psychosomatischen Verarbeitungsstruktur" haben wir oft die Erfahrung gemacht, dass alles problemlos läuft, solange die Klienten sich in einer subalternen Position bewegen. Sie müssen keine Entscheidungen treffen, sich nicht durchsetzen und nicht abgrenzen, keine Konflikte durchstehen, anderen kein negatives Feedback geben usw. Werden sie dann jedoch in eine Leitungsposition befördert, müssen sie das alles tun und das widerspricht eklatant ihrer psychischen Struktur: Sie geraten massiv unter Stress und bilden eine manifeste psychosomatische Erkrankung aus (vgl. Sachse, 2018a, 2018b).

Auch Partnerschaften sind nicht konstant (vgl. Sachse, Breil & Fasbender, 2013): Interaktionspartner entwickeln neue Vorlieben, sind mit geschlossenen Vereinbarungen unzufrieden, sind von Gewohnheiten des Partners genervt, stellen neue Forderungen. Damit muss die Person abwägen, ob sie darauf eingehen will und kann, muss neue Entscheidungen treffen usw. Eine Partnerschaft kann nur dann auf die Dauer gut funktionieren, wenn eine Person auch dort eine Balance findet zwischen Realität und Motivationssystem. Natürlich ist es durchaus ratsam, sich für einen Partner zu entscheiden, den man möglichst liebt, den man attraktiv findet und der in hohem Maße wichtige persönliche Bedürfnisse befriedigt. Dies ist eine wesentliche Voraussetzung dafür, in einer Partnerschaft ein hohes Ausmaß an Zufriedenheit zu erreichen, eine Zufriedenheit, die durchaus lange anhalten kann.

Damit ist natürlich nicht der Zustand des „Frisch-verliebt-Seins" gemeint, der durch eine Hormon-Überdosis zustande kommt, die als Effekt ein „Glücksgefühl" erzeugt: „Glück", das muss man sich klarmachen, ist ein „Ausnahmezustand", den man aufrechterhalten kann, solange der Hormon-Schub andauert. Danach kann man aber, wenn man den Partner so auswählt, dass er zu den eigenen Präferenzen passt, durchaus lange einen Zustand von *Zufriedenheit* erreichen.

Dies genügt aber nicht: Im Zustand der Hormon-Überschüttung ist man auch in einem Zustand völliger Unzurechnungsfähigkeit, und daher übersehen Menschen oft, dass eine Partnerschaft auch „im Alltag funktionieren muss". Geht man eine Affäre ein, gilt das nicht: Man muss beim Sex kompatibel sein, nicht bei der Lösung von Alltagsproblemen. Führt man jedoch eine Partnerbeziehung, dann muss man

- über gemeinsame Interessen, Ziele usw. verfügen,
- muss man kommunizieren, verhandeln usw. können,
- muss man sich gegenseitig verstehen können,
- muss man aufeinander eingehen können etc.

Das bedeutet: Wenn ich als Person einen Partner möchte, dann sollte ich nicht nur entscheiden, ob er meinen Präferenzen entspricht. Ich sollte auch entscheiden, ob er Eigenschaften hat, die mit meinen kompatibel sind, sodass wir eine gemeinsame Lebensgrundlage entwickeln können. Es ist nun mal die Realität, dass mein Partner eigene Interessen, Vorlieben, Wünsche, Ansichten, Vorurteile, Kompetenzen, Probleme etc. in die Beziehung mitbringt. Und die Frage ist: Kann ich als Person damit umgehen? Kann ich mich darauf einstellen? Kann ich das akzeptieren? Dies sind alles Fragen, die meine Realitätsanpassung (nicht meine Motivanpassung) betreffen: Kann ich eine gute gemeinsame Realitätsbasis mit meinem Partner herstellen? Oder, anders gefragt: Ist meine Beziehung zum Partner *alltagstauglich?* Vor allem muss die Person immer wieder von Neuem entscheiden, ob sie mit einem Zustand zufrieden ist oder nicht, ob sie mit den Kosten einer Entscheidung leben kann oder nicht.

Günstig für eine effektive Selbstregulation ist es auch, *von Zeit zu Zeit über den eigenen Zustand zu reflektieren:* Nachzudenken und nachzuspüren, ob man noch zufrieden ist, ob man alles so lassen will, wie es ist, womit man unzufrieden ist, ob man den eigenen Zustand ändern will oder ändern kann u.Ä. Auf alle Fälle sollte man nicht davon ausgehen, dass sich ein augenblicklich positiver Zustand automatisch so fortsetzen wird, das wird er nämlich nicht.

Man sollte wohl nicht den Fehler machen wie der Kaiser in Max Frischs „Die chinesische Mauer": „Das ist die Ordnung, die wir nennen die große Ordnung, die wahre Ordnung und die endgültige Ordnung." Für „Ordnungen" gilt das gleiche wie für Spezies in der Evolution: Sie passen sich an oder sie sterben aus (Fortey, 2002; Kutschera, 2006, 2009; Mayr, 2005).

10 Selbstregulationsprobleme bei verschiedenen psychischen Störungen

10.1 Grundüberlegungen

Aus der Sicht eines Selbstregulationsmodells wie dem beschriebenen macht es Sinn, psychische Störungen nicht primär unter „Symptomaspekten" zu betrachten: Natürlich spielen Symptome wie Ängste und Depressionen eine wichtige klinische Rolle. Dennoch sind aus psychologischer Sicht die Variablen und Prozesse von besonderer Bedeutung, *die zu den Symptomen führen,* denn psychotherapeutisch muss man *diese* beeinflussen, um Symptome effektiv zu reduzieren (Caspar, 1984, 1986, 1989, 1995, 2006, 2007; Caspar et al., 2017). Betrachtet man psychische Störungen unter dem Aspekt, welche psychologischen Variablen wie interagieren und über welche Prozesse welche Symptome erzeugt werden, dann betrachtet man psychische Störungen primär unter dem Aspekt gestörter Selbstregulation: Die entscheidende Frage ist dann, an welcher Stelle die Selbstregulation auf welche Weise gestört ist und welche Konsequenzen (u.a. auch auf „Symptomebene") dies hat.

Auf diese Weise kann man Ängste, Depressionen, psychosomatische Störungen, Persönlichkeitsstörungen etc. ohne Weiteres unter der Perspektive *einer spezifisch gestörten Selbstregulation betrachten.* Eine solche Perspektive macht dann nicht nur Symptome auf, sie zeigt,

- durch welche Prozesse die Symptome psychisch zustande kommen,
- dass die gleichen „Oberflächensymptome" (z.B. Ängste) durch verschiedene Prozesse zustande kommen können,
- an welcher Stelle des komplexen Systems der Selbstregulation die Störung lokalisiert ist,
- welche weiteren Effekte dies im System der Selbstregulation hat.

Damit führt diese Perspektive zu einem umfassenderen und tieferen Verständnis psychischer Störungen als eine Symptombeschreibung. Unter einer solchen Perspektive macht es Sinn, Symptome oder Symptombeschreibungen (wie z.B. durch DSM-5 (APA, 2015) oder ICD-10 (Dilling et al., 2006)) als „Oberflächenmerkmale" aufzufassen, die man zweifellos berücksichtigen sollte, sowohl bei einer Diagnostik als auch bei einer Psychotherapie. Man darf aber auf keinen Fall auf einer solchen Ebene stehenbleiben. Symptom-Klassifikationen sind deskriptive und keine explikativen Konstrukte. In jedem Fall muss man allgemein analysieren, welche psychischen Prozesse den Symptomen zugrunde liegen und man sollte konzipieren, dass eine bestimmte Symptomatik durch ganz unterschiedliche Prozesse zustande kommen kann, und man sollte auch im Einzelfall analysieren, welche Prozesse bei einem spezifischen Klienten bedeutsam sind: Denn dies macht die relevanten psychotherapeutischen Ansatzpunkte bei diesem Klienten deutlich.

Unabhängig davon, welches psychologische Modell man dabei anwendet, kann man immer analysieren, an welcher Stelle eines Selbstregulationsprozesses eine Störung vorliegt. Und damit kann man auch angeben, was man (psychotherapeutisch) tun muss, um die Selbstregulationsstörung zu beseitigen. Aus dieser Perspektive wird aber auch deutlich, dass bestimmte Symptome nur ein peripherer Ausdruck einer sehr viel grundlegenderen Störung sein können und das bedeutet auch, dass eine Psychotherapie sich nicht allein auf die Beseitigung von Symptomen konzentrieren sollte.

10.2 Beispiele für psychische Störungen, die unter der Perspektive der Selbstregulation gesehen werden können

Bei verschiedenen psychischen Störungen sind unterschiedliche Aspekte der Selbstregulation gestört.

10.2.1 Ängste und Depressionen

So können z.B. Ängste als Störungen der Selbstregulation aufgefasst werden. Ängste in Form von Phobien (Boyd et al., 1990; Choy et al., 2006; Öst, 2009), sozialen Phobien (Clark & Ehlers, 2002; Clark & McManus, 2002; Clark & Wells, 1995; Fydrich, 2009), Panikstörungen oder Agoraphobien (Ehlers & Margraf, 1989; Margraf, 1990, 1993; Margraf & Schneider, 1990, 2009) oder generalisierten Angststörungen (Becker, 2009; Becker & Hoyer, 2005; Becker & Margraf, 2002; Hoyer et al., 2012) behindern die betroffenen Personen in sehr starkem Maße daran, Handlungen auszuführen, die sie ausführen wollen, um Ziele zu verfolgen oder zu erreichen, die ihnen wichtig sind und damit wesentliche Motive zu befriedigen und machen die Anpassung an Anforderungen der Realität schwierig bis unmöglich. Ängste führen zu hoch verzerrten Verarbeitungen, einseitigen Entscheidungen und stören so in sehr hohem Maße eine effektive Selbstregulation.

Entsprechendes gilt für Depressionen (DeJong-Meyer, 2005; Hautzinger, 2003, 2006, 2009): Sie paralysieren Personen, verschlechtern in hohem Maße den Zugang zum affektiven System, erhöhen stark die Alienation. Sie erzeugen sehr stark verzerrte Interpretationen der Realität und beeinträchtigen damit ein effektives Handeln in allen relevanten Kontexten sowie eine effektive Befriedigung aller relevanten Motive.

10.2.2 Psychosomatische Störungen

Personen mit *psychosomatischen Störungen* (Sachse, 1995, 2006a, 2007, 2017; Sachse, Fasbender, Breil & Sachse, 2012) entwickeln keine Normorientierung, sondern eine hohe „Erwartungsorientierung“: Sie versuchen zu erfassen, was Interaktionspartner von ihnen erwarten und versuchen, diese Erwartungen möglichst zu erfüllen. Dies führt zwar nicht so stark zu einem Gefühl, „in einer Zwangsjacke zu stecken“ wie bei Zwanghaften, führt aber auch zu hoher Alienation: Die Klienten wissen nicht mehr, was sie selbst wollen und haben Probleme, sich zu entscheiden. Außerdem weisen diese Personen eine massive Angst davor auf, in Konflikte zu gehen: Sie vermeiden Konflikte, wo immer sie können, was bedeutet, dass sie sich eher anderen unterordnen. Sie können sich auch nur schwer durchsetzen (weil das Konflikte erfordern würde!), haben große Probleme, sich abzugrenzen, wodurch sie Interaktionspartner geradezu dazu einladen, sie auszubeuten und zu manipulieren. Dadurch machen die Personen sich hochgradig von anderen abhängig, sie werden zu „pawns“ (DeCharms, 1968), also zu Schachfiguren, die Interaktionspartner beliebig über das Spielfeld bewegen können.

Eine meiner Klientinnen wies eine starke sogenannte „psychosomatische Verarbeitungsstruktur“ auf: Sie zeigte hohe Alienation, eine geringe Autonomie, also nur ein schwaches Bedürfnis, selbst über ihr eigenes Leben zu bestimmen, eine hohe Erwartungsorientierung und eine starke Konfliktscheu. Über mehrere Jahre war sie als Angestellte einer Versicherung in einer subalternen Stellung tätig: Sie erledigte Aufgaben und war darin sehr kompetent, hatte aber keinerlei Führungsaufgaben und musste auch nur wenige Entscheidungen selbst treffen.

Dieser Kontext passte gut zu ihrer psychischen Struktur: Es gab nur wenig Probleme, und die Klientin war wenig gestresst und konnte ihre beruflichen Aufgaben gut erfüllen. Aufgrund ihrer guten Arbeitsergebnisse wurde sie dann in eine Leitungsfunktion befördert, und plötzlich passte das berufliche Anforderungsprofil nicht mehr zu ihrer psychischen Struktur:

- Sie musste eigenständig Entscheidungen treffen, hatte aber große Probleme zu wissen, was sie will, und war aufgrund ihrer Lageorientierung auch nicht in der Lage, schnelle Entscheidungen zu treffen.
- Sie musste Mitarbeitern Anweisungen geben, die Anweisungen gegebenenfalls durchsetzen und damit Konflikte eingehen.

- Sie war gezwungen, manchen Mitarbeitern negatives Feedback zu geben, sie zu kritisieren usw. Damit verstieß sie gegen die Erwartungen, die die Mitarbeiter an sie hatten (zumindest nahm sie das an!) und war erneut gezwungen, Konflikte einzugehen und auszuhalten.
- Sie musste viele Arbeitsabläufe selbst bestimmen, womit sie aber aufgrund ihrer geringen Autonomie gar keine Erfahrung hatte.

Aus diesen Gründen erzeugte der neue Job ein extrem hohes Stressniveau: Sie litt stark darunter, Konflikte zu haben, zu glauben, sie werde nicht mehr gemocht; sie litt darunter, Entscheidungen zu treffen, die unsicher waren, und von denen sie gar nicht wusste, ob sie die eigentlich wirklich treffen wollte usw. Da sie aber auch dazu neigte, eigene Belastungsgrenzen zu ignorieren, nahm sie die Warnzeichen nicht ernst und holte sich keine Hilfe: Sie hatte ja den Eindruck, sie könne das selbst ertragen und „sich schon daran gewöhnen".

Nach neun Monaten entwickelte sie dann schließlich eine Colitis ulcerosa; immerhin war sie klug genug, dann auf Anraten eines Arztes eine Psychotherapie zu beginnen. Im Therapieprozess konnten wir dann wesentliche Aspekte der psychosomatischen Verarbeitungsstruktur reduzieren, sodass sie den Job weitgehend stressfrei bewältigen konnte. Die Struktur hat die Selbstregulationsfähigkeit so stark gestört, dass die Klientin sich dem veränderten Kontext nicht mehr anpassen konnte. Eine Veränderung der psychischen Bedingungen ermöglichte der Klientin dann, ihre Selbstregulation so weit wiederherzustellen, dass sie in dem neuen Kontext gut leben konnte.

10.2.3 Persönlichkeitsstörungen

Sehr stark gestört ist die Selbstregulation bei Personen mit Persönlichkeitsstörungen (PD).

Bei Personen mit Persönlichkeitsstörungen (PD) liegen dysfunktionale bis sehr dysfunktionale Schemata vor: (Massiv) negative Selbstschemata (z. B. „ich bin ein Versager", „ich bin nicht männlich"), negative Beziehungsschemata (z. B. „in Beziehungen wird man abgewertet", „Beziehungen sind nicht verlässlich"), hochgradig einschränkende Normschemata (z. B. „sei der Beste", „mach keine Fehler", „sei immer korrekt") sowie (krasse) Regelschemata mit hoch unrealistischen Erwartungen an Interaktionspartner (z. B. „man hat mich nicht zu behindern", „ich will immer und jederzeit volle Aufmerksamkeit", „man hat sich meinen Vorstellungen zu beugen"). Diese Schemata führen zu massiven Selbstzweifeln, hoher Verunsicherung, negativen Selbst-Effizienz-Erwartungen und wirken sich verheerend auf Selbstvertrauen und auf Motivation aus. Sie führen bei Beziehungsschemata zu Misstrauen, Unsicherheit in Beziehungen, Bindungsproblemen u. a. Bei Normschemata wirken sie als Antreiber („Sei der Beste!"), wodurch die Person in massiven Stress geraten und psychosomatische Störungen entwickeln kann. Oder sie wirken massiv einschränkend (z. B. „sei immer hoch moralisch"), sodass die Person nicht mehr spontan sein kann und ihren Verhaltensspielraum massiv einengt.

Bei Regelschemata schließlich vergiftet die Person Beziehungen mit ständigen Forderungen: Ärger, Kritik, Abwertungen u. Ä., wodurch (massive) interaktionelle Konflikte entstehen. Außerdem resultieren starke manipulative Tendenzen, also Handeln, das andere ausbeutet, einschränkt oder einspannt, was über kurz oder lang wieder zu massiven interaktionellen Konflikten führt.

Ist die Störung ausgeprägt, dann erzeugt sie starke Kosten: Gesundheitskosten, Beziehungskosten, hohe Unzufriedenheit usw. Da die Personen jedoch nicht bemerken, dass sie ein Teil des Problems sind („Ich-Syntonie"), können sie oft das Problem nicht lösen, sondern machen „mehr desselben", was die Probleme weiter verschlimmert.

Bei einer derart starken Selbstregulationsstörung muss ein Therapeut mehrere therapeutische Ansatzpunkte in den Fokus nehmen und verschiedene therapeutische Strategien verfolgen (vgl. Döring & Sachse, 2017a, 2017b, 2017c; Sachse, 1999, 2001, 2006c, 2013a, 2013b).

Bei Personen mit narzisstischer PD (NAR) sind vor allem massive Selbstzweifel das Problem: Die NAR weisen neben einem positiven Selbstschema (SK+) immer auch ein mehr oder weniger ausgeprägtes negatives Schema (SK-) auf, das leichte bis massiv negative Annahmen über eigene Kompetenzen, Ressourcen etc. aufweisen kann („ich bin ein völliger Versager"). Dadurch werden die NAR kritikempfindlich, weisen ständig Selbstzweifel auf und müssen stark dagegen angehen, was sie z. T. durch kompensatorische Norm-Schemata tun (z. B. „sei der Beste", „sei extrem erfolgreich"), aber auch durch Norm-Schemata, die deutlich negativ formuliert sind (z. B. „vermeide Fehler", „vermeide es, abgelehnt zu werden"). Diesen Schemata zu folgen ist (extrem) anstrengend und führt meist zu hoher Unzufriedenheit. Außerdem weisen die NAR negative Beziehungsschemata auf (z. B. „in Beziehungen wird man bewertet oder abgewertet"), was sie eher misstrauisch macht. Sie sind vorsichtig in der Selbstöffnung und lassen sich nur unter Vorbehalt auf Beziehungen ein.

Problematisch ist bei NAR aber vor allem das hohe Ausmaß an Regelschemata: Sie weisen Schemata auf wie: „Man hat mich immer zu respektieren!", „Man darf mich nie behindern!" u. Ä. Das führt zu vielen Problemen, z. B. dazu, dass die Personen natürlich im Straßenverkehr pausenlos behindert werden, und das hat dann oft massive Ärger-Reaktionen zur Folge, die sich wiederum äußerst negativ auf das Herz-Kreislauf-System auswirken können. Damit wird deutlich, dass hier eine Selbstregulation an verschiedenen Stellen stark gestört ist und zwar so, dass ein sich selbst bestätigendes System entsteht, wodurch die Person die Fähigkeit verliert, effektiv über ihre Probleme zu reflektieren (vgl. Sachse, 2013b).

Ein Klient von mir, ein Manager mit ausgeprägter NAR-Struktur, kam in seinem Beruf nicht mehr zurecht, weil er eine Serie gravierender Fehlentscheidungen getroffen hatte. Sein positives Selbstschema war aufgrund seiner sehr starken Selbstzweifel so stark unrealistisch überzogen (Kompensation!), dass er von sich annahm, über außergewöhnliche Fähigkeiten in der Analyse von Marktentwicklungen zu verfügen: Er glaubte, Trends, Risiken und Chancen sehr viel besser und genauer einschätzen zu können als alle Kollegen und Mitarbeiter.

Aufgrund seiner starken Regelsetzer-Strukturen hatte er aber alle Mitarbeiter inzwischen so stark eingeschüchtert, dass sich niemand mehr traute, ihm negatives oder auch nur realistisches Feedback zu geben oder ihm zu widersprechen. Damit fiel ein wesentliches Korrektiv weg, und der Klient dachte auch, dass er auf die Meinung anderer sowieso nicht hören müsse. Diese Haltung hatte jedoch zur Folge, dass der Klient

- Informationen über Wirtschaftsabläufe nicht mehr gründlich analysiert hat („das habe ich nicht nötig");
- Alternativen nicht mehr ausführlich durchdacht hat („ich weiß ohnehin, was richtig ist");
- viel zu schnelle Entscheidungen getroffen hat („ich kann schnell und sicher entscheiden");
- einmal getroffene Entscheidungen nicht mehr (rechtzeitig) revidieren konnte („meine Entscheidungen erweisen sich immer als langfristig richtig").

Auch mehrere falsche Entscheidungen führten nicht dazu, dass er sein Handeln in Frage stellte: Er hatte immer „gute Gründe" dafür, warum es diesmal schiefgegangen war, aber es lag nie an ihm. Erst als der Firma ein ernsthafter Schaden drohte und seine Kollegen ihn unter Druck setzten, entschloss er sich, ein „Coaching" zu machen (wie er die Therapie nannte).

Dieses Beispiel zeigt, dass eine Person ihre Selbstregulation nicht nur durch negative, sondern auch durch unrealistisch positive Selbstschemata stark beeinträchtigen kann.

Personen mit zwanghafter PD (ZWA) machen den Fehler, sich zu stark an den (scheinbaren oder interpretierten!) Anforderungen der Realität zu orientieren. Diese Personen weisen z. B. starke Normen auf, die aus ihrer Sozialisation stammen und die ihnen streng vorschreiben, was sie tun sollen, dürfen und was nicht. In solchen Fällen versuchen die Personen, sich (fast ausschließlich) an (vermeintlichen) Anforderungen zu orientieren, wie „hoch moralisch sein", „alles richtig machen" u. a. Dabei vernachlässigen sie in hohem Maße ihr Motivsystem, weisen in aller Regel eine extreme Alienation auf und schaffen für sich selbst einen Zustand massiver Unzufriedenheit, den sie jedoch zu ignorieren versuchen (vgl. Sachse, 2002, 2004b, 2008b, 2016d). Diese Personen ignorieren fast völlig, was sie möchten und beachten nur, was sie sollen: Dies beeinträchtigt Spontanität, Kreativität und führt zu dem Gefühl massiver Einschränkung.

11 Psychotherapie als Herstellung von Selbstregulation

11.1 Allgemeine Überlegungen

Viele psychotherapeutische Maßnahmen können so aufgefasst werden, dass ihr Ziel eine Wiederherstellung bzw. Förderung der Selbstregulation ist. In diesem Fall ist das Therapieziel auch nicht in erster Linie eine „Symptomreduktion“: Diese kann zur Herstellung einer Selbstregulation *auch* bedeutsam sein, aber das Ziel einer Wiederherstellung einer effektiven Selbstregulation ist umfassender. Es sollen alle relevanten psychischen Variablen erfasst und in die Therapie einbezogen werden, die die Selbstregulation verbessern können. Und in vielen Fällen geht es überhaupt nicht primär um „Symptome“: Bei Persönlichkeitsstörungen sind z. B. Symptome zweitrangig. *Es geht vielmehr um eine sehr grundsätzliche und weitgehende Verbesserung/Wiederherstellung von Selbstregulation,* denn diese wird, wie aufgezeigt, durch verschiedene Variablen und ihre Wechselwirkungen beeinträchtigt.

Das Ziel einer Verbesserung der Selbstregulation ist letztlich eine Verbesserung der Lebensqualität: Die Reduktion persönlicher Kosten, die Steigerung persönlicher Gewinne und die Herstellung von Zufriedenheit.

11.2 Verhaltenstherapie

Viele Vorgehensweisen der Verhaltenstherapie können so interpretiert werden, dass durch sie eine gestörte Selbstregulation wiederhergestellt wird.

So schränken Ängste den Verhaltensspielraum einer Person stark ein: Die Person kann viele Dinge nicht mehr tun, die sie eigentlich tun möchte. Daher dienen therapeutische Maßnahmen zur Bewältigung klassisch konditionierter Ängste (Clark, 1999; Hamm, 2006; Maercker & Weike, 2009; Michael & Tuschen-Caffier, 2009; Öst, 2009), von Panik (Margraf & Schneider, 2009; Ruhmland & Margraf, 2001) oder von kognitiv vermittelten Ängsten (Beck, 1988; De-Jong-Meyer, 2009; Fydrich, 2009) dem Ziel, die (massiven) Störungen einer Selbstregulation zu beheben.

Das Gleiche gilt für Depressionen: Eine Depression beeinträchtigt eine effektive Selbstregulation in extremem Ausmaß. Daher dienen therapeutische Strategien in hohem Maße dazu, dieses Problem zu lösen (Beck et al., 1992; Hautzinger, 2003, 2009).

Auch bei Defiziten der (sozialen) Handlungskompetenzen sind verhaltenstherapeutische Methoden indiziert (Fliegel, 2009; Güroff, 2018; Hinsch & Pfingsten, 2002; Pfingsten, 2009). Wie aufgezeigt wurde werden damit die Möglichkeiten einer Person zu einer Selbstregulation stark gefördert.

Alle diese Maßnahmen haben ebenfalls letztlich das Ziel, die Lebensqualität der Klienten zu verbessern: Ihre Möglichkeit, effektiver mit Kontexten umzugehen und Motive besser zu befriedigen.

11.3 Klärungsorientierte Psychotherapie

Das Therapieziel der Herstellung/Wiederherstellung einer effektiven Selbstregulation zeigt sich am explizitesten in der Klärungsorientierten Psychotherapie (KOP; vgl. Sachse, 2003, 2006b, 2007, 2008b; Sachse & Fasbender, 2010, 2015; Sachse & Sachse, 2009). Dabei soll eine Selbstregulation möglichst umfassend (wieder) hergestellt werden, sodass eine Person in verschiedenen relevanten Kontexten bessere, fundiertere und konsistentere Entscheidungen treffen kann und so mehr Zufriedenheit erreicht *und* besser mit der Realität umgehen kann.

Dazu gibt es in der KOP zwei wesentliche therapeutische Ansatzpunkte:

- Das Klären und Bearbeiten dysfunktionaler Schemata: Dieser Ansatzpunkt geht davon aus, dass bei vielen Problemen (z. B. Persönlichkeitsstörungen, psychosomatische Störungen) dysfunktionale Schemata eine zentrale Rolle spielen; daher stehen solche Schemata im Zentrum der therapeutischen Arbeit.
- Die Klärung von relevanten Motiven bzw. die Erarbeitung einer validen Repräsentation impliziter Motive.

Ein weiterer zentraler Grund für eine gestörte Selbstregulation ist die *Alienation:* Die Person hat keine oder nur eine begrenzte Repräsentation relevanter Motive und „lebt an ihren Bedürfnissen vorbei"; daher ist Alienation ein weiterer Fokus der KOP.

Das Klären dysfunktionaler Schemata ist wesentlich, da Klienten sehr oft ihre dysfunktionalen Schemata nicht kennen, sie nicht repräsentiert haben (Sachse, 1987, 1988, 1990a, 1990b, 1990c, 1990d, 1991a, 1991b, 1992a, 1992b, 1992c): Schemata, die nicht geklärt sind, können aber logischerweise auch nicht therapeutisch bearbeitet werden.

Ein Klärungsprozess ist therapeutisch meistens für Klienten schwierig und muss von Therapeuten in hohem Maße unterstützt und „gesteuert" werden (Sachse,

1992a). Eine Klärung (oder, wie wir sagen, Explizierung) relevanter Schemata ist aber in jedem Fall, in dem Schemata eine Rolle spielen, essentiell, damit Klienten wissen, welche Schemata ihre Verarbeitungs- und Handlungsregulation nachhaltig negativ beeinflussen. Diese Explizierung von Schemata macht deutlich, an welchen Stellen eine Selbstregulation gestört ist und an welchen Stellen eine Therapie ansetzen muss, also welche Schemata genau weiter therapeutisch bearbeitet werden müssen (vgl. Sachse, 1996b, 2003, 2008a, 2016a, 2016b, 2016c). Sind diese Schemata geklärt, können sie therapeutisch bearbeitet, gehemmt und durch funktionale Schemata „ersetzt" werden (Breil & Sachse, 2009; Sachse, 1983, 2013b, 2014c, 2015a, 2016e; Sachse & Fasbender, 2013; Sachse, Fasbender, Breil & Sachse, 2011).

Auch die Bearbeitung der Alienation, also die systematische Herausarbeitung relevanter Motive, ist schwierig: Hier kann ein Therapeut systematische Vorgehensweisen anwenden, um den Zugang der Person zu den Motiven zu fördern. So gelingt es der KOP, die Selbstregulation von Klienten systematisch zu fördern (vgl. Breil & Sachse, 2009; Sachse, 1983, 2013a, 2015b).

Damit wird deutlich:

- Viele Therapiemaßnahmen dienen letztlich einer Förderung/Wiederherstellung von Selbstregulation.
- Dabei setzen unterschiedliche therapeutische Strategien an verschiedenen Variablen des Selbstregulationssystems an.

Persönlichkeitsstörungen stellen besonders gravierende Störungen einer Selbstregulation dar: Die Person wird durch normative Schemata kontrolliert, zeigt stark voreingenommene Verarbeitungen, erzeugt durch manipulative Verhaltensweisen selbst massive Kosten usw.

Daher sind gerade bei diesen Störungen Strategien notwendig, die eine Wiederherstellung der Selbstregulation ermöglichen oder zumindest z. T. erreichen können (vgl. Sachse, 1997, 1999, 2001, 2002, 2004a, 2006b; Sachse, Sachse & Fasbender, 2010).

Literatur

Abelson, R. P. (1981). The psychological status of the script concept. *American Psychologist, 36,* 715–729. https://doi.org/10.1037/0003-066X.36.7.715

American Psychiatric Association (2015). *Diagnostisches und Statistisches Manual Psychischer Störungen DSM-5.* Dt. Ausgabe P. Falkai & H.-U. Wittchen. Göttingen: Hogrefe.

Anderson, N. H. (1981). *Foundations of information integration theory.* New York: Academic Press.

Anderson, J. R. (1983). *The architecture of cognition.* Cambridge, MA: Harvard University Press.

Atkinson, J. W. (1964). *An introduction to motivation.* Princeton, N. J.: van Nostrand.

Atkinson, J. W. & Birch, D. (1970). *The dynamics of action.* New York: Wiley.

Austin, J. T. & Vancouver, J. B. (1996). Goal Constructs in Psychology: Structure, Process, and Content. *Psychological Bulletin, 120,* 338–375. https://doi.org/10.1037/0033-2909.120.3.338

Bandura, A. (1977a). *Self-efficacy: The exercise of control.* New York: W. H. Freeman and Company.

Bandura, A. (1977b). Self-efficacy: Toward a unifying theory of behavioral change. *Psychological Review, 84,* 191–215. https://doi.org/10.1037/0033-295X.84.2.191

Bandura, A. (1983). Self-efficacy determinants of anticipated fears and calamities. *Journal of Personality and Social Psychology, 45,* 464–469. https://doi.org/10.1037/0022-3514.45.2.464

Bandura, A. (1984). Recycling misconceptions of perceived self-efficacy. *Cognitive Therapy and Research, 8,* 231–255. https://doi.org/10.1007/BF01172995

Bandura, A. (1988). Perceived self-efficacy: Exercise of control through self-belief. In J. P. Dauwalder, M. Perrez & V. Hobi (Eds.), *Annual series of European research in behavior therapy, Vol. 2,* 27–59. Amsterdam/Lisse, Netherlands: Swets & Zeitlinger.

Bandura, A. (1989). Regulation of cognitive processes through perceived self-efficacy. *Developmental Psychology, 25,* 729–735. https://doi.org/10.1037/0012-1649.25.5.729

Bandura, A. (1991). Self-efficacy mechanism in physiological activation and health-promoting behavior. In J. Madden IV (Ed.), *Neurobiology of learning, emotion and affect,* 229–270. New York: Raven.

Bandura, A. (1992a). Exercise of personal agency through the self-efficacy mechanism. In R. Schwarzer (Ed.), *Self-efficacy: Thought control of action,* 3–38. Washington, DC: Hemisphere.

Bandura, A. (1992b). Self-efficacy mechanism in psychobiologic functioning. In R. Schwarzer (Ed.), *Self-efficacy: Thought control of action,* 355–394. Washington, DC: Hemisphere.

Bandura, A. (1997). *Self-efficacy: The exercise of control.* New York: Freeman.

Bandura, A. (2001). Social cognitive theory: An agentic perspective. *Annual Review of Psychology, 52,* 1–26. https://doi.org/10.1146/annurev.psych.52.1.1

Bandura, A., Adams, N. E. & Beyer, J. (1977). Cognitive processes mediating behavioral change. *Psychological Review, 35,* 125–139.

Banich, M. T. (2009). Executive Function – The Search for an Integrated Account. *Current Directions in Psychological Science, 18* (2), 89–94. https://doi.org/10.1111/j.1467-8721.2009.01615.x

Bargh, J. A. & Gollwitzer, P. M. (1994). Environmental control of goal-directed action: Automatic and strategic contingencies between situations and behavior. *Nebraska Symposium on Motivation, 41,* 71–124.

Barkley, R.A. (2012). *Executive Functions - What they are, how they work, and why they evolved.* New York: The Guilford Press.

Barnow, S. (2012). Emotionsregulation und Psychopathologie. *Psychologische Rundschau, 63* (2), 111–124. https://doi.org/10.1026/0033-3042/a000119

Bartlett, F.C. (1932). *Remembering.* Cambridge: University Press.

Bassok, M. & Novick, L.R. (2012). Problem solving. In K.J. Holyoak & R.G. Morrison (Eds.), *The Exford Handbook of Thinking and Reasoning,* 413–432. New York: Oxford University Press. https://doi.org/10.1093/oxfordhb/9780199734689.013.0021

Baumann, N. (2009). Selbstbestimmungstheorie und Kognitive Bewertungstheorie. In V. Brandstätter & J.H. Otto (Hrsg.), *Handbuch der Allgemeinen Psychologie - Motivation und Emotion,* 142–149. Göttingen: Hogrefe.

Baumann, N. & Kuhl, J. (2003). Self-Infiltration: Confusing assigned tasks as self-selected in memory. *Personality and Social Psychology Bulletin, 29,* 487–497. https://doi.org/10.1177/0146167202250916

Baumann, N. & Kuhl, J. (2005). How to resist temptation: The effects of external control versus autonomy support on self-regulatory dynamics. *Journal of Personality, 73,* 443–470. https://doi.org/10.1111/j.1467-6494.2005.00315.x

Baumeister, R.F. (1989). The optimal margin of illusion. *Journal of Social and Clinical Psychology, 8,* 176–189. https://doi.org/10.1521/jscp.1989.8.2.176

Baumeister, R.F. (1998). Inducing guilt. In J. Bybee (Ed.), *Guilt and children,* 127–138. San Diego, CA: Academic Press. https://doi.org/10.1016/B978-012148610-5/50007-2

Baumeister, R.F. (2009). The nature and structure of the self: An overview. In R.F. Baumeister (Ed.), *The self in social psychology,* 1–20. New York: Psychology Press.

Baumeister, R.F. (2014). Self-regulation, ego depletion, and inhibition. *Neuropsychologia, 65,* 313–319. https://doi.org/10.1016/j.neuropsychologia.2014.08.012

Baumeister, R.F., Bratslavsky, E., Muraven, M. & Tice, D.M. (1998). Ego depletion: Ist the self a limited resource? *Journal of Personality and Social Psychology, 74,* 1252–1265. https://doi.org/10.1037/0022-3514.74.5.1252

Baumeister, R.F. & Heatherton, T.F. (1996). Self-regulation failure: an overview. *Psychological Inquiry, 7,* 1–15. https://doi.org/10.1207/s15327965pli0701_1

Baumeister, R.F., Heatherton, T.F. & Tice, D.M. (1994). *Losing control: How and why people fail at self-regulation.* San Diego, CA: Academic Press.

Beck, A.T. (1979). Kognitive Therapie: Beschreibung und Beziehung zur Verhaltenstherapie. In R. van Quekelberghe (Hrsg.). *Modelle kognitiver Theorien,* 103–116. München: Beltz.

Beck, A.T. (1988). Cognitive approaches to panic disorder: Theory and therapy. In S. Rachman & J.D. Maser (Eds.), *Panic: Psychological perspectives,* 91–109. Hillsdale NJ: Erlbaum.

Beck, A.T. & Emery, G. (1981). *Kognitive Verhaltenstherapie bei Angst und Phobien. Eine Anleitung für Therapeuten (Sonderheft 2).* Tübingen: DGVT.

Beck, A.T., Freeman, A. & Pretzer, J. (1993). *Kognitive Therapie der Persönlichkeitsstörungen.* Weinheim: Psychologie Verlags Union.

Beck, A.T. & Greenberg, R. (1979). Kognitive Therapie bei der Behandlung von Depressionen. In N. Hoffmann (Hrsg.), *Grundlagen kognitiver Therapien,* 177–203. Bern: Hans Huber.

Beck, A.T., Rush, A.J. & Kovacs, M. (1976). *Individual treatment manual for cognitive-behavioral psychotherapy of depression.* Unpublished manuscript. University of Pennsylvania.

Beck, A.T., Rush, A.J., Shaw, B.F. & Emery, G. (1981). *Kognitive Therapie der Depression.* München: Urban & Schwarzenberg.

Beck, A.T., Rush, A.J., Shaw, B.F. & Emery, G. (1992). *Kognitive Therapie der Depression.* Weinheim: Beltz.

Beck, A.T., Ward, C.H., Mendelson, M., Mock, J. & Erbaugh, J. (1961). An inventory for measuring depression. *Archives of General Psychiatry, 4,* 561–571. https://doi.org/10.1001/archpsyc.1961.01710120031004

Beck, A.T., Wright, F.D., Newman, C.F. & Liese, B.S. (1997). *Kognitive Therapie der Sucht.* Weinheim: Psychologie Verlags Union.

Beckenkamp, M. (1995). *Wissenspsychologie.* Heidelberg: Roland Asanger Verlag.

Becker, E.S. (2009). Generalisierte Angststörung. In J. Margraf & S. Schneider (Hrsg.), *Lehrbuch der Verhaltenstherapie,* 87–104. Berlin: Springer. https://doi.org/10.1007/978-3-540-79543-8_5

Becker, E.S. & Hoyer, J. (2005). *Generalisierte Angststörung.* Göttingen: Hogrefe.

Becker, E.S. & Margraf, J. (2002). *Generalisierte Angststörung: Ein Therapieprogramm.* Weinheim: Beltz.

Beckmann, J. (1997). *Alienation and Conformity.* Max-Planck-Institut für psychologische Forschung. München.

Beckmann, J. (2006). Konsequenzen der Entfremdung vom Selbst. In R. Sachse & P. Schlebusch (Hrsg.), *Perspektiven Klärungsorientierter Psychotherapie,* 46–59. Lengerich: Pabst.

Berry, J.W., Dasen, P.R. & Saraswathi, T.S. (1997). *Handbook of cross-cultural psychology, Vol. 2: Basic processes and human development.* Needham Heights, MA: Allyn & Bacon.

Bischof, N. (2016). *Struktur und Bedeutung. Einführung in die Systemtheorie.* Göttingen: Hogrefe. https://doi.org/10.1024/85225-000

Bodner, G.M. (1990). Toward a unified theory of problem solving : A view from chemistry. In M.U. Smith & V.L. Patel (Eds.), *Toward a Unified Theory of Problem Solving: Views From the Content Domain,* 21–34. Hillsdale, NJ: Lawrence Erlbaum.

Bonta, B.D. (1997). Cooperation and competition in peaceful societies. *Psychological Bulletin, 121,* 299–320. https://doi.org/10.1037/0033-2909.121.2.299

Boyd, J.H., Rae, D.S. & Thompson, J.W. (1990). Phobia: prevalence and risk factors. *Social Psychiatry and Psychiatric Epidemiology, 25,* 314–323. https://doi.org/10.1007/BF00782887

Brakemeier, E.-L. & Jacobi, F. (2017). *Verhaltenstherapie in der Praxis.* Weinheim: Beltz.

Breil, J. & Sachse, R. (2009). Ein-Personen-Rollenspiel (EPR). In S. Fliegel & A. Kämmerer (Hrsg.), *Psychotherapeutische Schätze II,* 49–53. Tübingen: dgvt-Verlag.

Brunstein, J.C. (1993). Personal goals and subjective well-being: A longitudinal study. *Journal of Personality and Social Psychology, 65,* 1061–1070. https://doi.org/10.1037/0022-3514.65.5.1061

Brunstein, J.C. (1995). *Motivation nach Mißerfolg.* Göttingen: Hogrefe.

Brunstein, J.C. (2001). Persönliche Ziele und Handlungs- versus Lageorientierung: Wer bindet sich an realistische und bedürfniskongruente Ziele? *Zeitschrift für Differentielle und Diagnostische Psychologie, 22,* 1–12. https://doi.org/10.1024//0170-1789.22.1.1

Brunstein, J.C. (2006). Implizite und explizite Motive. In J. Heckhausen & H. Heckhausen (Hrsg.), *Motivation und Handeln,* 303–329. Heidelberg: Springer. https://doi.org/10.1007/3-540-29975-0_9

Brunstein, J.C. (2010). Implicit motives and explicit goals: The role of motivational congruence in emotional well-being. In O.C. Schultheiss & J.C. Brunstein (Eds.), *Implicit motives,* 347–373. Oxford: University Press. https://doi.org/10.1093/acprof:oso/9780195335156.003.0012

Brunstein, J.C., Dangelmayer, G. & Schultheiss, O.C. (1996). Personal goals and social support in close relationships: Effect on relationship mood and marital satisfaction. *Journal of Personality and Social Psychology, 71,* 1006–1019. https://doi.org/10.1037/0022-3514.71.5.1006

Brunstein, J.C., Dargel, A., Glaser, C., Schmitt, C.H. & Spörer, N. (2008). Persönliche Ziele im Studium – Erprobung einer Intervention zur Steigerung der Zieleffektivität und Zufriedenheit im Studium. *Zeitschrift für Pädagogische Psychologie, 22* (3–4), 177–191.

Brunstein, J.C. & Hoyer, S. (2002). Implizites versus explizites Leistungsstreben: Befunde zur Unabhängigkeit zweier Motivationssysteme. *Zeitschrift für Pädagogische Psychologie, 16* (1), 51–62. https://doi.org/10.1024//1010-0652.16.1.51

Brunstein, J.C., Lautenschlager, U., Nawroth, B., Pöhlmann, K. & Schultheiss, O. (1995). Persönliches Anliegen, soziale Motive und emotionales Wohlbefinden. *Zeitschrift für Differentielle und Diagnostische Psychologie, 16*, 1–10.

Brunstein, J.C. & Maier, G.W. (1996). Persönliche Ziele: Ein Überblick zum Stand der Forschung. *Psychologische Rundschau, 47*, 146–160.

Brunstein, J.C. & Maier, G.W. (2002). Das Streben nach persönlichen Zielen: Emotionales Wohlbefinden und proaktive Entwicklung über die Lebensspanne. In G. Jüttemann & H. Thomae (Hrsg.), *Persönlichkeit und Entwicklung*, 157–189. Weinheim: Beltz.

Brunstein, J.C. & Maier, G.W. (2005). Implicit and self-attributed motives to achieve: Two seperate but interacting needs. *Journal of Personality and Social Psychology, 89*, 205–222. https://doi.org/10.1037/0022-3514.89.2.205

Brunstein, J.C., Maier, G.W. & Dargel, A. (2007). Persönliche Ziele und Lebenspläne: Subjektives Wohlbefinden und proactive Entwicklung im Lebenslauf. In J. Brandtstädter & U. Lindenberger (Hrsg.), *Entwicklungspsychologie der Lebensspanne: Ein Lehrbuch*, 270–304.

Brunstein, J.C. & Schultheiss, O.C. (1996). *Persönliche Ziele, soziale Motive und Dimensionen des affektiven Erlebens.* Abschlussbericht zum DFG-Projekt. BR 1056/2-1; Universität Erlangen-Nürnberg.

Brunstein, J.C., Schultheiss, O.C. & Grässmann, R. (1998). Personal goals and emotional well-being: the moderating role of motive dispositions. *Journal of Personality and Social Psychology, 75*, 494–508. https://doi.org/10.1037/0022-3514.75.2.494

Brunstein, J.C., Schultheiss, O.C. & Maier, G.W. (1999). The pursuit of personal goals: A motivational approach to well-being and life adjustment. In J. Brandtstädter & R.M. Lerner (Eds.), *Action and self-development: Theory and research through the life span*, 169–196. New York: Sage.

Brydges, R. & Butler, D. (2012). A reflective analysis of medical education research on self-regulation in learning and practice. *Medical Education, 46*, 71–79. https://doi.org/10.1111/j.1365-2923.2011.04100.x

Bunge, M. & Mahner, M. (2004). *Über die Natur der Dinge. Materialismus und Wissenschaft*. Stuttgart: S. Hirzel Verlag.

Burisch, M. (2014). *Das Burnout-Syndrom. Theorie der inneren Erschöpfung*. Heidelberg: Springer. https://doi.org/10.1007/978-3-642-36255-2

Burnette, J.L., O'Boyle, E.H., VanEpps, E.M., Pollack, J.M. & Finkel, E.J. (2013). Mind-Sets Matter: A Meta-Analytic Review of Implicit Theories and Self-Regulation. *Psychological Bulletin, 139* (3), 655–701. https://doi.org/10.1037/a0029531

Buss, A.H. (1980). *Self-consciousness and social anxiety*. San Francisco: Freeman.

Buss, D.M. & Scheier, M.F. (1976). Self-consciousness, self-awareness, and self-attribution. *Journal of Research in Personality, 10*, 463–468. https://doi.org/10.1016/0092-6566(76)90060-X

Byrnes, J.P. (1998). *The nature and development of decision making: A self-regulation model.* Mahwah, NJ: Lawrence Erlbaum Associates.

Byrnes, J.P. (2005). The development of self-regulated decision making. In J.E. Jacobs & P.A. Klaczynski (Eds.), *The development of judgment and decision making in children and adolescents*, 5–38. Mahwah, NJ: Lawrence Erlbaum Associates.

Cantor, N. (1994). Life task problem solving: Situational affordances and personal needs. *Personality and Social Psychology Bulletin, 20*, 235–243. https://doi.org/10.1177/0146167294203001

Carver, C.S. (1979). A cybernetic model of self-attention processes. *Journal of Personality and Social Psychology, 37*, 1251–1281. https://doi.org/10.1037/0022-3514.37.8.1251

Carver, C.S., Blaney, P.H. & Scheier, M.F. (1979). Focus of attention, chronic expectancy, and responses to a feared stimulus. *Journal of Personality and Social Psychology, 37*, 1186–1195.

Carver, C.S. & Scheier, M.F. (1981). *Attention and self-regulation: A control theory approach to human behavior*. New York: Springer. https://doi.org/10.1007/978-1-4612-5887-2

Carver, C.S. & Scheier, M.F. (1982). Control theory: a useful conceptual framework for personality - social, clinical, and health psychology. *Psychological Bulletin, 92,* 111–135. https://doi.org/10.1037/0033-2909.92.1.111

Carver, C.S. & Scheier, M.F. (1985a). Aspects of self, and the control of behavior. In B.R. Schlenker (Ed.), *The self and social life,* 146–174. New York: Mc Graw-Hill.

Carver, C.S. & Scheier, M.F. (1985b). Self-Consciousness, expectancies, and the coping process. In T.M. Field, P.M. McCabe & N. Scheidermann (Eds.), *Stress and Coping,* 305–330. Hillsdale, New Jersey: Lawrence Erlbaum.

Caspar, F. (1984). *Analyse interaktioneller Pläne.* Bern: Universität Bern. Unveröffentlichte Dissertation.

Caspar, F. (1986). Die Plananalyse als Konzept und Methode. *Verhaltensmodifikation, 4,* 235–256.

Caspar, F. (1989). *Beziehungen und Probleme verstehen. Eine Einführung in die psychotherapeutische Plananalyse.* Bern: Huber.

Caspar, F. (1995). *Hypothesenbildungsprozesse in psychotherapeutischen Erstgesprächen. Probleme und Möglichkeiten des empirischen Zuganges.* Habilitationsschrift. Institut für Psychologie der Universität Bern.

Caspar, F. (2006). Theorie und Praxis der Diagnostik, Prognose, Indikationsstellung, Fallkonzeptualisierung und Behandlungsplanung in der Verhaltenstherapie. In B. Strauß, F. Hohagen & F. Caspar (Hrsg.), *Lehrbuch Psychotherapie,* 1143–1179. Göttingen: Hogrefe.

Caspar, F. (2007). *Beziehungen und Probleme verstehen. Eine Einführung in die psychotherapeutische Plananalyse,* 3. Aufl. Bern: Huber.

Caspar, F., Herpertz, S.C. & Lieb, K. (2017). Was ist eine psychische Störung? In S. Herpertz, F. Caspar & K. Lieb (Hrsg.), *Psychotherapie,* 3–26. München: Elsevier. https://doi.org/10.1016/B978-3-437-23731-7.00001-6

Cheung, T.T.L., Gillebaart, M., Kroese, F. & De Ridder, D. (2014). Why are people with high self-control happier? The effect of trait self-control on happiness as mediated by regulatory focus. *Frontiers in Psychology, 5,* 722. https://doi.org/10.3389/fpsyg.2014.00722

Chih-Yuan Sun, J. & Rueda, R. (2012). Situational interest, computer self-efficacy and self-regulation: Their impact on student engagement in distance education. *British Journal of Educational Technology, 43* (2), 191–204.

Choy, Y., Fyer, A. & Lipsitz, J.D. (2006). Treatment of specific phobia in adults. *Clinical Psychology Review, 27,* 266–286. https://doi.org/10.1016/j.cpr.2006.10.002

Clark, D.M. (1999). Anxiety disorders: why they persist and how to treat them. *Behaviour Research and Therapy, 37,* 5–27. https://doi.org/10.1016/S0005-7967(99)00048-0

Clark, D. & Ehlers, A. (2002). Soziale Phobie: Eine kognitive Perspektive. In T. Fydrich & U. Stangier (Hrsg.), *Soziale Phobie und soziale Angststörung,* 157–180. Göttingen: Hogrefe.

Clark, D.M. & McManus, F. (2002). Information processing in social phobia. *Biological Psychiatry, 51* (1), 92–100. https://doi.org/10.1016/S0006-3223(01)01296-3

Clark, D.M. & Wells, A. (1995). A cognitive model of social phobia. In R.G. Heimberg, M.R. Liebowitz, D.A. Hope & F.R. Schneier (Eds.), *Social phobia: diagnosis, assessment, treatment,* 69–93. New York: Guildford.

Cleary, T.J. & Chen, P.P. (2009). Self-regulation, motivation, and math achievement in middle school: Variations across grade level and math context. *Journal of School Psychology, 47,* 291–314. https://doi.org/10.1016/j.jsp.2009.04.002

Coats, E.J., Janoff-Bulman, R. & Alpert, N. (1996). Approach versus avoidance goals: Differences in self-evaluation and well-being. *Personality and Social Psychology Bulletin, 22,* 1057–1067. https://doi.org/10.1177/01461672962210009

Colvin, C.R. & Block, J. (1994). Do positive illusions foster mental health? An examination oft he Taylor and Brown Formulation. *Psychological Bulletin, 116,* 3–20.

Crocker, J., Fiske, S. T. & Taylor, S. E. (1984). Schematic bases of belief change. In J. R. Eiser (Eds.), *Attitudinal judgement,* 197–226. New York: Springer.

Cross, S. & Markus, H. (1991). Possible solves across the life span. *Human Development, 34,* 230–255. https://doi.org/10.1159/000277058

Csikszentmihalyi, M. (1977). *Beyond Boredom and Anxiety.* San Francisco, CA: Jossey-Bass.

Daly, M., Delaney, L., Egan, M. & Baumeister, R. F. (2015). Childhood Self-Control and Unemployment Throughout the Life Span: Evidence From Two British Cohort Studies. *Psychological Science, 26* (6), 709–723. https://doi.org/10.1177/0956797615569001

DeCharms, R. (1968). *Personal causation.* New York: Academic Press.

Deci, E. L. (1975). *Intrinsic motivation.* New York: Plenum. https://doi.org/10.1007/978-1-4613-4446-9

Deci, E. L. (1980). *The psychology of self-determination.* Lexington, Mass.: D. C. Heath (Lexington Books).

Deci, E. L., Eghrari, H., Patrick, B. & Leone, D. (1994). Facilitating internalization: The self-determination theory perspective. *Journal of Personality, 62,* 119–142. https://doi.org/10.1111/j.1467-6494.1994.tb00797.x

Deci, E. L., Koestner, R. & Ryan, R. M. (1999). A meta-analytic review of experiments examining the effects of extrinsic rewards on intrinsic motivation. *Psychological Bulletin, 125,* 627–668. https://doi.org/10.1037/0033-2909.125.6.627

Deci, E. L. & Ryan, R. M. (1980). The empirical exploration of intrinsic motivational processes. In L. Berkowitz (Ed.), *Advances in experimental social psychology,* Vol. 13, 39–80. New York: Academic Press. https://doi.org/10.1016/S0065-2601(08)60130-6

Deci, E. L. & Ryan, R. M. (1985a). The general causality orientations scale: Self-determination in personality. *Journal of Research in Personality, 19,* 109–134. https://doi.org/10.1016/0092-6566(85)90023-6

Deci, E. L. & Ryan, R. M. (1985b). *Intrinsic motivation and self-determination in human behavior.* New York: Plenum Press. https://doi.org/10.1007/978-1-4899-2271-7

Deci, E. L. & Ryan, R. M. (1991). A motivational approach to the self: Integration in personality. In R. A. Dienstbier (Ed.), *Perspectives on motivation. Nebraska Symposium on Motivation, 38,* 237–288. Lincoln: University of Nebraska Press.

Deci, E. L. & Ryan, R. M. (2000). The "what" and "why" of goal pursuits: Human needs and the self-determination of behavior. *Psychological Inquiry, 11,* 227–268. https://doi.org/10.1207/S15327965PLI1104_01

Deci, E. L. & Ryan, R. M. (2002). *Handbook of self-determination research.* Rochester, NY: University of Rochester Press.

Deci, E. L. & Ryan, R. M. (2008). *Self-Determination Theory: A Macrotheory of Human Motivation, Development, and Health, Canadian Psychology, 49* (3), 182–185. https://doi.org/10.1037/a0012801

DeJong-Meyer, R. (2005). Depressive Störungen: Ätiologie. In U. Baumann & M. Perrez (Hrsg.), *Lehrbuch Klinische Psychologie – Psychotherapie.* Bern: Huber.

DeJong-Meyer, R. (2009). Kognitive Verfahren nach Beck und Ellis. In J. Margraf & S. Schneider (Hrsg.), *Lehrbuch der Verhaltenstherapie,* 611–627. Heidelberg: Springer.

Dewitte, S., Bruyneel, S. & Geyskens, K. (2009). Self-Regulating Enhances Self-Regulation in Subsequent Consumer Decisions Involving Similar Response Conflicts. *Journal of Consumer Research, 36,* 394–405. https://doi.org/10.1086/598615

Diamond, A. (2013). Executive Functions. *Annual Review of Psychology, 64,* 135–168. https://doi.org/10.1146/annurev-psych-113011-143750

Diestel, S. & Schmidt, K.-H. (2011). Costs of Simultaneous Coping With Emotional Dissonance and Self-Control Demands at Work: Results From Two German Samples. *Journal of Applied Psychology, 96* (3), 643–653. https://doi.org/10.1037/a0022134

Dilling, H., Mombour, W., Schmidt, M.H. & Schulte-Markwort, E. (2006). *Internationale Klassifikation psychischer Störungen, ICD-10, Kapitel V (F)*. Bern: Hans Huber.

Dinsmore, D.L., Alexander, P.A. & Loughlin, S.M. (2008). Focusing the conceptual lens on metacognition, self-regulation, and self-regulated learning. *Educational Psychology Review, 20,* 391–409. https://doi.org/10.1007/s10648-008-9083-6

Döring, S. & Sachse, R. (2017a). Einführung in das Thema „Persönlichkeitsstörungen". In S. Herpertz, F. Caspar & K. Lieb (Hrsg.), *Psychotherapie*, 373–375.

Döring, S. & Sachse, R. (2017b). Cluster-A-Persönlichkeitsstörungen. In S. Herpertz, F. Caspar & K. Lieb (Hrsg.), *Psychotherapie*, 375–381.

Döring, S. & Sachse, R. (2017c). Cluster-B-Persönlichkeitsstörungen. In S. Herpertz, F. Caspar & K. Lieb (Hrsg.), *Psychotherapie*, 381–386.

Duckworth, A.L., Gendler, T.S. & Gross, J.J. (2016). Situational Strategies for Self-Control. *Perspectives on Psychological Science, 11* (1), 35–55. https://doi.org/10.1177/1745691615623247

Duval, S. & Wicklund, R. (1972). *A theory of objective self-awareness*. New York: Academic Press.

Ebner, N.C. & Freund, A.M. (2009). Annäherungs- vs. Vermeidungsmotivation. In V. Brandstätter & J. Otto (Hrsg.), *Handbuch der Allgemeinen Psychologie – Motivation und Emotion*, 72–78. Göttingen: Hogrefe.

Edelwich, J. & Brodsky, A. (1980). *Burn-Out. Stages of disillusionment in the helping professions.* New York: Human Sciences Press.

Efklides, A. (2008). Defining Ist Facets and Levels of Functioning in Relation to Self-Regulation and Co-regulation. *European Psychologist, 13* (4), 277–287. https://doi.org/10.1027/1016-9040.13.4.277

Egloff, B. (2009). Emotionsregulation. In G. Stemmler (Hrsg.), *Enzyklopädie der Psychologie: Motivation und Emotion: Band 3. Psychologie der Emotion,* 487–526. Göttingen: Hogrefe.

Ehlers, A. & Margraf, J. (1989). The psychophysiological model of panic attacks. In P.M.G. Emmelkamp, W.T.A.M. Everaerd, F. Kraaimaat, M.J.M. van Son (Eds.), *Fresh perspectives on anxiety disorders.* Amsterdam: Swets Zeitlinger.

Ehring, T., Tuschen-Caffier, B., Schnülle, J., Fischer, S. & Gross, J.J. (2010). Emotion regulation and vulnerability to depression: Spontaneous versus instructed use of emotion suppression and reappraisal. *Emotion, 10* (4), 563–572. https://doi.org/10.1037/a0019010

Ekman, P. (1999). Basic Emotions. In T. Dalgleish & M. Power (Eds.), *Handbook of Cognition and Emotion,* 45–60. New York: Wiley. https://doi.org/10.1002/0470013494.ch3

Ekman, P. (2003). *Gefühle lesen. Wie Sie Emotionen erkennen und richtig interpretieren.* Heidelberg: Spektrum Akademischer Verlag.

Ekman, P. (2012). *Ich weiß, dass du lügst. Was Gesichter verraten.* Reinbek: Rowohlt.

Elliot, A.J. (1999). Approach and avoidance motivation and achievement goals. *Educational Psychologist, 34* (3), 169–189. https://doi.org/10.1207/s15326985ep3403_3

Elliot, A.J. & Covington, N.V. (2001). Approach and avoidance motivation. *Educational Psychology Review, 13,* 73–92. https://doi.org/10.1023/A:1009009018235

Elliot, A.J. & Sheldon, K.M. (1998). Avoidance personal goals and the personality-illness relationship. *Journal of Personality and Social Psychology, 75,* 1282–1299. https://doi.org/10.1037/0022-3514.75.5.1282

Elliot, A.J., Sheldon, K.M. & Church, M. (1997). Avoidance personal goals and subjective well-being. *Personality and Social Psychology Bulletin, 23,* 915–927. https://doi.org/10.1177/0146167297239001

Elliot, A.J. & Thrash, T.M. (2002). Approach-Avoidance motivation in personality: Approach and avoidance temperaments and goals. *Journal of Personality and Social Psychology, 82,* 804–818. https://doi.org/10.1037/0022-3514.82.5.804

Ellis, H.C. & Moore, B.A. (1999). Mood and Memory. In T. Dalgleish & M. Power (Eds.), *Handbook of Cognition and Emotion,* 193–210. New York: Wiley. https://doi.org/10.1002/0470013494.ch10

Emmons, R.A. (1986). Personal striving: An approach to personality and subjective well-being. *Journal of Personality and Social Psychology, 51,* 1058–1068. https://doi.org/10.1037/0022-3514.51.5.1058

Emmons, R.A. (1996). Striving and feeling: Personal goals and subjective well-being. In P.M. Gollwitzer & J.A. Bargh (Eds.), *The psychology of action: Linking cognition and motivation to behaviour,* 313–337. New Yorki: Guilford Press.

Emmons, R.A. & Kaiser, H.A. (1996). Goal orientation and emotional well-being: Linking goals and affect through the self. In A. Tesser (Ed.), *Striving and feeling: Interactions among goals, affects, and self-regulation,* 79–98. New Jersey: Erlbaum Associates.

Emmons, R.A. & King, L.A. (1988). Conflict among personal strivings: Immediate and long-term implications for psychological and physical well-being. *Journal of Personality and Social Psychology, 54,* 1040–1048. https://doi.org/10.1037/0022-3514.54.6.1040

Emmons, R.A. & McAdams, D.P. (1991). Personal strivings and motive dispositions: Exploring the links. *Personality and Social Psychology Bulletin, 17,* 648–654. https://doi.org/10.1177/0146167291176007

Engelkamp, J. & Rummer, R. (2006). Verarbeitungsprozesse. In J. Funke & P.A. Frensch (Hrsg.), *Handbuch der Allgemeinen Psychologie – Kognition,* 316–324. Göttingen: Hogrefe.

Ent, M.R., Baumeister, R.F. & Tice, D.M. (2015). Trait self-control and the avoidance of temptation. *Personality and Individual Differences, 74,* 12–15. https://doi.org/10.1016/j.paid.2014.09.031

Epstein, S. (1973). The self-concept revisited, or a theory of a theory. *American Psychologist, 28,* 404–416. https://doi.org/10.1037/h0034679

Epstein, S. (1990). Cognitive-experiential self-theory. In L.A. Pervin (Ed.), *Handbook of personality: Theory and research,* 165–192. New York: Guilford Press.

Epstein, S. (1991). Cognitive-experiential self theory: Implications for developmental psychology. In M.R. Gunnar & L.A. Sroufe (Eds.), *The Minnesota Symposia on Child Development: Vol. 23. Self processes and development,* 79–123. Hillsdale, NJ: Erlbaum.

Epstein, S. (1994). Integration of the cognitive and the psychodynamic unconscious. *American Psychologist, 49,* 709–724. https://doi.org/10.1037/0003-066X.49.8.709

Epstein, S., Pacini, R., Denes-Raj, V. & Heier, H. (1996). Individual differences in intuitive experiential and analytical-rational thinking styles. *Journal of Personality and Social Psychology, 71,* 390–405. https://doi.org/10.1037/0022-3514.71.2.390

Erikson, E.H., Erikson, J.M. & Kivnick, H.Q. (1986). *Vital involvement in old age.* New York: Norton.

Fenigstein, A. (1979). Self-consciousness, self-attention, and social interaction. *Journal of Personality and Social Psychology, 37,* 75–86. https://doi.org/10.1037/0022-3514.37.1.75

Fenigstein, A. (1987). On the nature of public and private self-consciousness. *Journal of Personality, 55,* 543–554. https://doi.org/10.1111/j.1467-6494.1987.tb00450.x

Festinger, L. (1957). *A theory of cognitive dissonance.* Stanford, CA: Stanford University Press.

Festinger, L. & Carlsmith, J.M. (1959). Cognitive consequences of forced compliance. *Journal of Abnormal and Social Psychology, 58,* 203–210. https://doi.org/10.1037/h0041593

Fischer, S. & Munsch, S. (2012). Selbstregulation bei Essstörungen und Adipositas – Implikationen für die Behandlung. *Verhaltenstherapie, 22,* 158–164. https://doi.org/10.1159/000341540

Fiske, S.T. & Taylor, S.E. (1991). *Social cognition.* New York: McGraw-Hill.

Fiske, S.T. & Taylor, S.E. (2008). *Social cognition: From brains to culture.* New York: McGraw-Hill.

Flammer, A. (1988). *Entwicklungstheorien.* Bern: Huber.

Flavell, J.H. (1971). First discussant's comments: what is memory development the development of? *Human Development, 14,* 272–278. https://doi.org/10.1159/000271221

Fliegel, S. (2009). Rollenspiele. In J. Margraf & S. Schneider (Hrsg.), *Lehrbuch der Verhaltenstherapie,* 579–588. Heidelberg: Springer. https://doi.org/10.1007/978-3-540-79541-4_36

Förster, J. & Denzler, M. (2006). Selbstregulation. In H.-W. Bierhoff & D. Frey (Hrsg.), *Handbuch der Sozialpsychologie und Kommunikationspsychologie,* 33–39. Göttingen: Hogrefe.

Förster, J. & Liberman, N. (2006). Knowledge activation. In E.T. Higgins & A.W. Kruglanski (Eds.), *Social Psychology: Handbook of Basic Principles,* 201–231. New York : Guilford.

Försterling, F. & Morgenstern, M. (2006). Positive Illusionen. In H.-W. Bierhoff & D. Frey (Hrsg.), *Handbuch der Sozialpsychologie und Kommunikationspsychologie,* 363–372. Göttingen: Hogrefe.

Förstl, H. (2007). *Theory of Mind - Neurobiologie und Psychologie sozialen Verhaltens.* Heidelberg: Springer.

Forgas, J.P. (2002). Feeling and doing: Affective influences on interpersonal behaviour. *Psychological Inquiry, 13,* 1–28. https://doi.org/10.1207/S15327965PLI1301_01

Forgas, J.P. (2006). *Affect, cognition and social behavior.* New York: Psychology Press.

Fortey, R. (2002). *Leben. Eine Biographie. Die ersten vier Milliarden Jahre.* München: Deutscher Taschenbuch Verlag.

Frensch, P.A. (2006). Implizites Lernen. In J. Funke & P.A. Frensch (Hrsg.), *Handbuch der Allgemeinen Psychologie - Kognition,* 229–238. Göttingen: Hogrefe.

Frensch, P.A. & Rünger, D. (2003). Implicit learning. *Current Directions in Psychological Science, 12,* 13–18. https://doi.org/10.1111/1467-8721.01213

Freudenberg, H.J. & Richelson, G. (1980). *Burn-Out. The high costs of high achievement.* Garden City, M.Y.: Anchor Press.

Freund, A.M. & Ebner, N.C. (2005). The aging self: Shifting from promoting gains to balancing losses. In W. Greve, K. Rothermund & D. Wentura (Eds.), *The adaptive self: Personal continuity and intentional self-development,* 185–202. Ashland, OH: Hogrefe & Huber Publishers.

Frey, D. & Gaska, A. (2001). Die Theorie der kognitiven Dissonanz. In D. Frey & M. Irle (Hrsg.), *Theorien der Sozialpsychologie. Band 1: Kognitive Theorien,* 275–324. Bern: Huber.

Fröhlich, S.M. & Kuhl, J. (2003). Das Selbststeuerungsinventar: Dekomponierung volitionaler Funktionen. In J. Stiensmeier-Pelster & F. Rheinberg (Hrsg.), *Diagnostik von Motivation und Selbstkonzept,* 221–258. Göttingen: Hogrefe.

Furnham, A. (2003). Belief in a just world: Research progress over the past decade. *Personality and Individual Differences, 34,* 795–817. https://doi.org/10.1016/S0191-8869(02)00072-7

Fydrich, T. (2009). Soziale Phobie. In J. Margraf & S. Schneider (Hrsg.), *Lehrbuch der Verhaltenstherapie,* 45–63. Berlin: Springer. https://doi.org/10.1007/978-3-540-79543-8_3

Gigerenzer, G. (2007a). *Gut feelings: The Intelligence of the Unconscious.* New York, NY: Penguin.

Gigerenzer, G. (2007b). *Bauchentscheidungen: Die Intelligenz des Unbewussten und die Macht der Intuition.* München: C. Bertelsmann.

Gigerenzer, G. & Gaissmaier, W. (2006). Denken und Urteilen unter Unsicherheit: Kognitive Heuristiken. In J. Funke (Hrsg.), *Enzyklopädie der Psychologie: Vol. C, II, 8. Denken und Problemlösen,* 329–374. Göttingen: Hogrefe.

Gollwitzer, P.M. (1993). *Abwägen und Planen.* Göttingen: Hogrefe.

Gollwitzer, P.M. (1999). Implementation intentions: Strong effects of simple plans. *American Psychologist, 54,* 493–503. https://doi.org/10.1037/0003-066X.54.7.493

Gollwitzer, P.M. & Moskowitz, G.B. (1996). Goal effects on action and cognition. In E.T. Higgins & A.W. Kruglanski (Eds.), *Social Psychology: Handbook of Basic Principles,* 361–399. New York: Guilford.

Goschke, T. (2002). Volition und kognitive Kontrolle. In J. Müsseler & W. Prinz (Hrsg.), *Allgemeine Psychologie,* 271–336. Heidelberg: Spektrum.

Grawe, K. (1998). *Psychologische Therapie.* Göttingen: Hogrefe.

Gross, J. J. (1998a). Antecedent- and response-focused emotion regulation: Divergent consequences for experience, expression, and physiology. *Journal of Personality and Social Psychology, 74* (1), 224–237. https://doi.org/10.1037/0022-3514.74.1.224

Gross, J. J. (1998b). The emerging field of emotion regulation: An integrative review. *Review of General Psychology, 2* (3), 271–299. https://doi.org/10.1037/1089-2680.2.3.271

Gross, J. J. (2001). Emotion regulation in adulthood: Timing is everything. *Current Directions in Psychological Science, 10* (6), 214–219. https://doi.org/10.1111/1467-8721.00152

Gross, J. J. (2002). Emotion regulation: Affective, cognitive, and social consequences. *Psychophysiology, 39,* 281–291. https://doi.org/10.1017/S0048577201393198

Gross, J. J. (2008). Emotion regulation. In M. Lewis, J. M. Haviland-Jones & L. Feldman-Barrett (Eds.), *Handbook of emotions,* 497–511. New York: Guilford Press.

Gross, J. J. & John, O. P. (2003). Individual differences in two emotion regulation processes: Implications for affect, relationships, and well-being. *Journal of Personality and Social Psychology, 85* (2), 348–362. https://doi.org/10.1037/0022-3514.85.2.348

Gross, J. J. & Levenson, R. W. (1993). Emotional suppression: Physiology, self-report, and expressive behavior. *Journal of Personality and Social Psychology, 64* (6), 970–986. https://doi.org/10.1037/0022-3514.64.6.970

Gross, J. J. & Levenson, R. W. (1997). Hiding feelings: The acute effects of inhibiting negative and positive emotion. *Journal of Abnormal Psychology, 106* (1), 95–103. https://doi.org/10.1037/0021-843X.106.1.95

Gross, J. J. & Munoz, R. F. (1995). Emotion regulation and mental health. *Clinical Psychology: Science and Practice, 2* (2), 151–164. https://doi.org/10.1111/j.1468-2850.1995.tb00036.x

Gross, J. J. & Thompson, R. A. (2007). Emotion regulation: Conceptual foundations. In J. J. Gross (Ed.), *Handbook of emotion regulation,* 3–24. New York: Guilford.

Grosse Holtforth, M. & Grawe, K. (2002). Bern inventory of treatment goals: Part 1: Development and first application of a taxonomy of treatment goal themes. *Psychotherapy Research, 12,* 79–99. https://doi.org/10.1093/ptr/12.1.79

Güroff, E. (2018). *Das Training sozialer Kompetenzen (TSK) in der stationären Praxis.* Stuttgart: Klett-Cotta.

Hagger, M. S., Wood, C., Stiff, C. & Chatzisarantis, N. L. D. (2010). Ego Depletion and the Strength Model of Self-Control: A Meta-Analysis. *Psychological Bulletin, 136* (4), 495–525. https://doi.org/10.1037/a0019486

Haider, H. & Hoyndorf, A. (2006). Erwerb kognitiver Fertigkeiten. In J. Funke & P. A. Frensch (Hrsg.), *Handbuch der Allgemeinen Psychologie – Kognition,* 275–282. Göttingen: Hogrefe.

Haken, H. & Schiepek, G. (2010). *Synergetik in der Psychologie.* Göttingen: Hogrefe.

Hamm, A. (2006). *Spezifische Phobien.* Göttingen: Hogrefe.

Hammerl, M. & Grabitz, H.-J. (2006). Lernen: Definitionen, methodische Ansätze, Theorien des Lernens. In J. Funke & P. A. Frensch (Hrsg.), *Handbuch der Allgemeinen Psychologie – Kognition,* 203–212. Göttingen: Hogrefe.

Harmon-Jones, E. & Harmon-Jones, C. (2002). Testing the action-based model of cognitive dissonance: The effect of action orientation on postdecisional attitudes. *Personality and Social Psychology Bulletin, 28,* 711–723. https://doi.org/10.1177/0146167202289001

Harmon-Jones, E. & Mills, J. (1999). *Cognitive dissonance: Progress on a pivotal theory in social psychology.* Washington, D.C.: Science conference series.

Hautzinger, M. (2003). *Kognitive Verhaltenstherapie bei Depressionen,* 6. Auflage. Weinheim: Psychologie.

Hautzinger, M. (2006). Affektive Störungen. In H. Förstl, M. Hautzinger & G. Roth (Hrsg.), *Neurobiologie psychischer Störungen,* 281–304. Heidelberg: Springer.

Hautzinger, M. (2009). Depression. In J. Margraf & S. Schneider (Hrsg.), *Lehrbuch der Verhaltenstherapie, Band 2,* 125–139. Heidelberg: Springer. https://doi.org/10.1007/978-3-540-79543-8_7

Havighurst, R. J. (1974). *Developmental tasks and education.* New York: McKay.

Heatherton, T. F. (2011). Neuroscience of Self and Self-Regulation. *Annual Review of Psychology, 62,* 363–390. https://doi.org/10.1146/annurev.psych.121208.131616

Heckhausen, H. (1963a). *Hoffnung und Furcht in der Leistungsmotivation.* Meisenheim am Glan: Verlag Anton Hain.

Heckhausen, H. (1963b). Eine Rahmentheorie der Motivation in zehn Thesen. *Zeitschrift für experimentelle und angewandte Psychologie, 10,* 604–624.

Heckhausen, H. (1971). Trainingskurse zur Erhöhung der Leistungsmotivation und der unternehmerischen Aktivität in einem Entwicklungsland: Eine nachträgliche Analyse des erzielten Motivwandels. *Zeitschrift für Entwicklungspsychologie und Pädagogische Psychologie, 3,* 253–268.

Heckhausen, H. (1972). Die Interaktion der Sozialisationsvariablen in der Genese des Leistungsmotivs. In C. F. Graumann (Hrsg.), *Handbuch der Psychologie, Band 7/2,* 955–1019. Göttingen: Hogrefe.

Heckhausen, H. (1974). *Motivationsanalysen.* Heidelberg: Springer. https://doi.org/10.1007/978-3-642-65900-3

Heckhausen, H. (1977). Motivation: Kognitionspsychologische Aufspaltung eines summarischen Konstrukts. *Psychologische Rundschau, 28,* 175–189.

Heckhausen, H. (1980). *Motivation und Handeln: Lehrbuch der Motivationspsychologie.* Berlin: Springer.

Heckhausen, H. (1987a). Wünschen – Wählen – Wollen. In H. Heckhausen, P. M. Gollwitzer & F. E. Weinert (Hrsg.), *Jenseits des Rubikon: Der Wille in den Humanwissenschaften*, 1–9. Berlin: Springer. https://doi.org/10.1007/978-3-642-71763-5_1

Heckhausen, H. (1987b). Vorsatz, Wille und Bedürfnis: Lewins frühes Vermächtnis und ein zugeschütteter Rubikon. In H. Heckhausen, P. M. Gollwitzer & F. E. Weinert (Hrsg.), Jenseits *des Rubikon: Der Wille in den Humanwissenschaften*, 86–96. Berlin: Springer. https://doi.org/10.1007/978-3-642-71763-5_7

Heckhausen, H. (1989). *Motivation und Handeln.* Heidelberg: Springer-Verlag. https://doi.org/10.1007/978-3-662-08870-8

Heckhausen, H., Gollwitzer, P. M. & Weinert, F. E. (1987). *Jenseits des Rubikon: Der Wille in den Humanwissenschaften.* Berlin: Springer. https://doi.org/10.1007/978-3-642-71763-5

Heckhausen, H. & Kuhl, J. (1985). From wishes to action: The dead-ends and short-cuts on the long way to action. In M. Frese & J. Sabini (Hrsg.), *Goal-directed behavior: The concept of action in psychology,* 134–160. Hillsdale, NJ: Erlbaum.

Hedlund, S. & Rude, S. S. (1995). Evidence of latent depressive schemas in formerly depressed individuals. *Journal of Abnormal Psychology, 104,* 517–525. https://doi.org/10.1037/0021-843X.104.3.517

Herrmann, T. (1965). *Psychologie der kognitiven Ordnung.* Berlin: de Gruyter. https://doi.org/10.1515/9783110832624

Higgins, E. T. (1997). Beyond pleasure and pain. *American Psychologist, 52,* 1280–1300. https://doi.org/10.1037/0003-066X.52.12.1280

Hinsch, R. & Pfingsten, U. (2002). *Gruppentraining sozialer Kompetenzen (GSK).* Weinheim: PVU.

Hinsch, R. & Pfingsten, U. (2015). *Gruppentraining sozialer Kompetenzen (GSK). Grundlagen, Durchführung, Anwendungsbeispiele,* 6. Auflage. Weinheim: Beltz.

Hofmann, W. (2012). Executive functions and self-regulation. *Trends in Cognitive Sciences, 16* (3), 174–180. https://doi.org/10.1016/j.tics.2012.01.006

Hofmann, W., Friese, M. & Roefs, A. (2009). Three ways to resist temptation: The independent contributions of executive attention, inhibitory control, and affect regulation to the impulse control of eating behavior. *Journal of Experimental Social Psychology, 45*, 431–435.

Hofmann, W. & Kotabe, H.P. (2013). Desire and desire regulation: Basic processes and individual differences. In J.J. Gross (Ed.), *Handbook of emotion regulation*, 346–360. New York, NY: Guilford Press.

Hofmann, W., Luhmann, M., Fisher, R.R., Vohs, K.D. & Baumeister, R.F. (2014). Yes, But Are They Happy? Effects of Trait Self-Control on Affective Well-Being and Life Satisfaction. *Journal of Personality, 82* (4), 265–277. https://doi.org/10.1111/jopy.12050

Hofmann, W. & Nordgren, L.F. (2015). *The psychology of desire*. New York, NY: Guilford Press.

Hofmann, W. & Van Dillen, L. (2012). Desire: The new hot spot in self-control research. *Current Directions in Psychological Science, 21*, 317–322. https://doi.org/10.1177/0963721412453587

Hogg, M.A. & Tindale, R.S. (2005). Social identity, influence, and communication in small groups. In J. Harwood & H. Giles (Eds.), *Intergroup communication: Multiple perspectives*, 141–164. New York: Peter Lang.

Hogg, M.A. & Turner, J.C. (1987). Social identity and conformity: A theory of referent informational influence. In W. Doise & S. Moscovici (Eds.), *Current issues in European social psychology, Vol. 2*, 139–182. Cambridge: Cambridge University Press.

Hogg, M.A. & Vaughan, G.M. (2010). *Essentials of social psychology*. London: Pearson Education.

Hoyer, J., Uhmann, S. & Köllner, V. (2012). Lernpsychologische Grundlagen. In R.H. Adler, W. Herzog, P. Joraschky, K. Köhle, W. Langewitz, W. Söllner & W. Wesiack (Hrsg.), *Psychosomatische Medizin*, 136–150. München: Urban & Fischer.

Inzlicht, M. & Schmeichel, B.J. (2012). What Is Ego Depletion? Toward a Mechanistic Revision of the Resource Model of Self-Control. *Perspectives on Psychological Science, 7* (5), 450–463. https://doi.org/10.1177/1745691612454134

Job, V., Dweck, C.S. & Walton, G.M. (2010). Ego Depletion – Is It All in Your Head? Implicit Theories About Willpower Affect Self-Regulation. *Psychological Science, 21* (11), 1686–1693. https://doi.org/10.1177/0956797610384745

John, O.P. & Gross, J.J. (2004). Healthy and unhealthy emotion regulation strategies: Personality processes, individual differences, and life-span development. *Journal of Personality, 72*, 1301–1333. https://doi.org/10.1111/j.1467-6494.2004.00298.x

John, O.P. & Gross, J.J. (2007). Individual differences in emotion regulation. In J.J. Gross (Ed.), *Handbook of emotion regulation*, 351–372. New York: Guilford.

Johnson-Laird, P.N. (1983). *Mental models: Towards a cognitive science of language, inference, and consciousness*. Cambridge: Cambridge University Press.

Jonas, K., Stroebe, W. & Hewstone, M. (2007). *Sozialpsychologie*. Heidelberg: Springer. https://doi.org/10.1007/978-3-540-71633-4

Kanfer, F.H. (1970). Self-regulation: Research, issues and speculations. In C. Neuringer & J.L. Michael (Eds.), *Behavior modification in clinical psychology*, 178–220. New York: Appleton-Century-Crofts.

Kanfer, F.H. (1971). The maintenance of behavior by self-generated stimuli and reinforcement. In A. Jacobs & L.B. Sachs (Eds.), *The psychology of private events*. New York: Academic Press.

Kanfer, F.H. (1985). The limitations of animal models in understanding anxiety. In A.H. Tuma & J.D. Maser (Eds.), *Anxiety and the Anxiety Disorders*, 245–259. Hillsdale, N.J.: L. Erlbaum.

Kanfer, F.H. (1987). Selbstregulation und Verhalten. In H. Heckhausen, P.M. Gollwitzer & F.E. Weinert (Hrsg.), *Jenseits des Rubikon: Der Wille in den Humanwissenschaften*, 195–226. Berlin: Springer.

Kanfer, F.H. & Karoly, P. (1972). Self-control: A behavioristic excursion into the lion's den. *Behavior Therapy, 3*, 398–416. https://doi.org/10.1016/S0005-7894(72)80140-0

Kanfer, F.H. & Karoly, P. (1977). Selbstkontrolle: Ein behavioristischer Ausflug in die Höhle des Löwen. In F. Petermann & C. Schmock (Hrsg.), *Grundlagentexte der klinischen Psychologie, Band 2*. Bern: Verlag Hans Huber.

Kanfer, F.H., Reinecker, H. & Schmelzer, D. (1991). *Selbstmanagement-Therapie*. Berlin: Springer. https://doi.org/10.1007/978-3-662-09850-9

Kaplan, A. (2008). Clarifying Metacognition, Self-Regulation, and Self-Regulated Learning: What's the Purpose? *Educational Psychology Review, 20,* 477–484. https://doi.org/10.1007/s10648-008-9087-2

Karoly, P. & Kanfer, F.H. (1982). *Self-management and behavior change: From theory to practice*. New York: Pergamon.

King, L.A. (1995). Wishes, motives, goals, and personal memories: Relations of measures of human motivation. *Journal of Personality, 63,* 985–1007. https://doi.org/10.1111/j.1467-6494.1995.tb00323.x

Kitsantas, A., Winsler, A. & Huie, F. (2008). Self-Regulation and Ability Predictors of Academic Success During College: A Predictive Validity Study. *Journal of Advanced Academics, 20* (1), 42–68. https://doi.org/10.4219/jaa-2008-867

Klappheck, M.A. & Michalak, J. (2009). Patientenziele und Therapieerfolg. *Zeitschrift für Klinische Psychologie und Psychotherapie, 38* (1), 24–33. https://doi.org/10.1026/1616-3443.38.1.24

Klinger, E. (1977). *Meaning and void: Inner experience and the incentives in people's lives*. Minneapolis: University of Minnesota Press.

Koch, S., Lehr, D. & Hillert, A. (2015). *Burnout und chronischer beruflicher Stress*. Göttingen: Hogrefe. https://doi.org/10.1026/02650-000

Kool, W., McGuire, J.T., Wang, G.J. & Botvinick, M.M. (2013). Neural and Behavioral Evidence for an Intrinsic Cost of Self-Control. *PLOS ONE, 8* (8), e72626. https://doi.org/10.1371/journal.pone.0072626

Kotabe, H.P. & Hofmann, W. (2015). On Integrating the Components of Self-Control. *Perspectives on Psychological Science, 10* (5), 618–638. https://doi.org/10.1177/1745691615593382

Kuhl, J. (1983a). Emotion, Kognition und Motivation: I. Auf dem Wege zu einer systemtheoretischen Betrachtung der Emotionsgenese. *Sprache und Kognition, 2* (1), 1–27.

Kuhl, J. (1983b). Emotion, Kognition und Motivation: II. Die funktionale Bedeutung der Emotionen für das problemlösende Denken und für das konkrete Handeln. *Sprache und Kognition, 2* (4), 228–253.

Kuhl, J. (1983c). *Motivation, Konflikt und Handlungskontrolle*. Berlin: Springer. https://doi.org/10.1007/978-3-642-69098-3

Kuhl, J. (1994a). A theory of action and state orientation. In J. Kuhl & J. Beckmann (Eds.), *Volition and Personality. Action versus state orientation*, 9–46. Seattle: Hogrefe & Huber Publishers.

Kuhl, J. (1994b). Action versus state orientation: Psychometric properties of the Action Control Scale (ACS-90). In K. Kuhl & J. Beckmann (Eds.), *Volition and Personality. Action versus state orientation*, 47–59. Seattle: Hogrefe & Huber Publishers.

Kuhl, J. (1994c). Handlungs- und Lageorientierung. In W. Sarges (Hrsg.), *Managementdiagnostik*, 2. Auflage. Göttingen: Hogrefe.

Kuhl, J. (1995). *Introjektion, Alienation und Grübeln: Von rationalen Motivationsmodelle zu EEG-Korrelaten volitionaler Hemmung. Unveröffentlichtes Manuskript*. Universität Osnabrück.

Kuhl, J. (1996). Wille und Freiheitserleben: Formen der Selbststeuerung. In J. Kuhl & H. Heckhausen (Hrsg.), *Enzyklopädie der Psychologie: Motivation, Volition und Handlung* (Serie IV, Band 4, S. 665–765). Göttingen: Hogrefe.

Kuhl, J. (2001). *Motivation und Persönlichkeit: Interaktionen psychischer Systeme*. Göttingen: Hogrefe.

Kuhl, J. & Beckmann, J. (1994a). Alienation: Ignoring one's preferences. In J. Kuhl & J. Beckmann, (Eds.), *Volition and Personality: Action versus state orientation*, 375–390. Göttingen: Hogrefe.

Kuhl, J. & Beckmann, J. (1994b). Volition *and Personality: Action versus state orientation.* Seattle: Hogrefe Publishing.

Kuhl, J. & Kaschel, R. (2004). Entfremdung als Krankheitsursache: Selbstregulation von Affekten und integrative Kompetenz. *Psychologische Rundschau, 55* (2), 61–71. https://doi.org/10.1026/0033-3042.55.2.61

Kuhl, J. & Kazen, M. (1994). Self-discrimination and memory: State orientation and false self-ascription of assigned activities. *Journal of Personality and Social Psychology, 66,* 1103–1115. https://doi.org/10.1037/0022-3514.66.6.1103

Kuhl, J. & Kazén, M. (2003). Handlungs- und Lageorientierung: Wie lernt man, seine Gefühle zu steuern? In J. Stiensmeier-Pelster & F. Rheinberg (Hrsg.), *Diagnostik von Motivation und Selbstkonzept,* 201–220. Göttingen: Hogrefe.

Kuhl, J. & Koole, S. (2005). Wie gesund sind Ziele? Intrinsische Motivation, Affektregulation und das Selbst. In R. Vollmeyer & J. Brunstein (Hrsg.), *Motivationspsychologie und ihre Anwendung,* 109–127. Stuttgart: Kohlhammer.

Kutschera, U. (2006). *Evolutionsbiologie.* Stuttgart: Verlag Eugen Ulmer.

Kutschera, U. (2009). *Tatsache Evolution. Was Darwin nicht wissen konnte.* München: Deutscher Taschenbuch Verlag.

Lajoie, S.P. (2008). Metacognition, Self-Regulation, and Self-regulated Learning: A Rose by any other Name? *Educational Psychology Review, 20,* 469–475. https://doi.org/10.1007/s10648-008-9088-1

Langens, T.A. (2009). Methoden der Motiv-, Motivations- und Volitionsdiagnostik. In V. Brandstätter & J.H. Otto (Hrsg.), *Handbuch der Allgemeinen Psychologie – Motivation und Emotion,* 94–107. Göttingen: Hogrefe.

Lehman, D.R., Chiu, C.-Y. & Schaller, M. (2004). Psychology and culture. *Annual Review of Psychology, 55,* 689–714. https://doi.org/10.1146/annurev.psych.55.090902.141927

Lerner, M.J. (1977). The justice motive: Some hypotheses as to its origins and forms. *Journal of Personality, 45,* 1–52. https://doi.org/10.1111/j.1467-6494.1977.tb00591.x

Lieb, H. (1996). Selbstorganisation und Selbstmanagement aus verhaltenstherapeutischer und systemtherapeutischer Sicht. In H.S. Reinecker & D. Schmelzer (Hrsg.), *Verhaltenstherapie, Selbstregulation, Selbstmanagement,* 83–106. Göttingen: Hogrefe.

Lord, R.G., Diefendorff, J.M., Schmidt, A.M. & Hall, R.J. (2010). Self-Regulation at Work. *Annual Review of Psychology, 61,* 543–568. https://doi.org/10.1146/annurev.psych.093008.100314

Maercker, A. & Weike, A.I. (2009). Systematische Desensibilisierung. In J. Margraf & S. Schneider (Hrsg.), *Lehrbuch der Verhaltenstherapie,* 507–513. Heidelberg: Springer. https://doi.org/10.1007/978-3-540-79541-4_31

Magar, E.C.E., Phillips, L.H. & Hosie, J.A. (2008). Self-regulation and risk-taking. *Personality and Individual Differences, 45,* 153–159. https://doi.org/10.1016/j.paid.2008.03.014

Maier, G.W. & Brunstein, J.C. (2001). The role of personal work goals in newcomers' job satisfaction and organizational commitment: A longitudinal analysis. *Journal of Applied Psychology, 86,* 1034–1042. https://doi.org/10.1037/0021-9010.86.5.1034

Mandler, J.M. (1979). Categorial and schematic organisation in memory. In C.R. Puff (Ed.), *Memory, organization and structure,* 259–299. New York: Academic Press.

Margraf, J. (1990). Ambulatory psychophysiological monitoring of panic attacks. *Journal of Psychophysiology, 4,* 321–330.

Margraf, J. (1993). Hyperventilation and panic disorder: a psychophysiological connection. *Advances in Behaviour Research and Therapy, 15,* 49–74. https://doi.org/10.1016/0146-6402(93)90003-K

Margraf, J. & Schneider, S. (1990). *Panik. Angstanfälle und ihre Behandlung.* Berlin: Springer. https://doi.org/10.1007/978-3-662-22280-5

Margraf, J. & Schneider, S. (2009). Panikstörung und Agoraphobie. In J. Margraf & S. Schneider (Hrsg.), *Lehrbuch der Verhaltenstherapie,* 3–29. Berlin: Springer. https://doi.org/10.1007/978-3-540-79543-8_1

Mata, J., Silva, M.N., Vieira, P.N., Carraca, E.V., Andrade, A.M., Coutinho, S.R., Sardinha, L.B. & Teixeira, P.J. (2009). Motivational "Spill-Over" During Weight Control: Increased Self-Determination and Exercise Intrinsic Motivation Predict Eating Self-Regulation. *Health Psychology, 28* (6), 709–716. https://doi.org/10.1037/a0016764

Mayr, E. (2005). *Das ist Evolution*. München: Goldmann.

Mazur, J.E. (2001). *Learning and behavior*. Upper Saddle River, NJ: Prentice Hall.

McClelland, D.C. (1958). Methods of measuring human motivation. In J.W. Atkinson (Ed.), *Motives in fantasy, action, and society,* 7–42. Princeton, N.J.: Van Nostrand.

McClelland, D.C. (1987). *Human motivation*. Cambridge, UK: Cambridge University Press.

McClelland, D.C., Koestner, R. & Weinberger, J. (1989). How do self-attributed and implicit motives differ? *Psychological Review, 96,* 690–702. https://doi.org/10.1037/0033-295X.96.4.690

McClelland, D.C. & Pilon, D.A. (1983). Sources of adult motives in patterns of parent behavior in early childhood. *Journal of Personality and Social Psychology, 44,* 564–574. https://doi.org/10.1037/0022-3514.44.3.564

Metcalfe, J. & Mischel, W. (1999). A hot/cool system analysis of delay of gratification: Dynamics of willpower. *Psychological Review, 106,* 3–19. https://doi.org/10.1037/0033-295X.106.1.3

Michael, T. & Tuschen-Caffier, B. (2009). Konfrontationsverfahren. In J. Margraf & S. Schneider (Hrsg.), *Lehrbuch der Verhaltenstherapie,* 515–529. Heidelberg: Springer. https://doi.org/10.1007/978-3-540-79541-4_32

Michalak, J., Püschel, O., Joormann, J. & Schulte, D. (2006). Implicit motives and explicit goals: two distinctive modes of motivational functioning and their relations to psychopathology. *Clinical Psychology and Psychotherapy, 13,* 81–96. https://doi.org/10.1002/cpp.440

Mischel, W., Shoda, Y. & Peake, P.K. (1988). The nature of adolescent competencies predicted by preschool delay of gratification. *Journal of Personality and Social Psychology, 54,* 687–696. https://doi.org/10.1037/0022-3514.54.4.687

Miyake, A. & Friedman, N.P. (2012). The Nature and Organization of Individual Differences in Executive Functions: Four General Conclusions. *Current Directions in Psychological Science, 21* (1), 8–14. https://doi.org/10.1177/0963721411429458

Moffitt, T.E., Arseneault, L., Belsky, D., Dickson, N., Hancox, R.J., Harrington, H., Houts, R., Poulton, R., Roberts, B.W., Ross, S., Sears, M.R., Thomson, W.M. & Caspi, A. (2011). A gradient of childhood self-control predicts health, wealth, and public safety. *Proceedings of the National Academy of Sciences of the United States of America, 108* (7), 2693–2698. https://doi.org/10.1073/pnas.1010076108

Moore, S.a., Zoellner, L.A. & Mollenholt, N. (2008). Are expressive suppression and cognitive reappraisal associated with stress-related symptoms? *Behavior Research and Therapy, 46,* 993–1000. https://doi.org/10.1016/j.brat.2008.05.001

Mummendey, H.D. (2006). *Psychologie des „Selbst". Theorien, Methoden und Ergebnisse der Selbstkonzeptforschung*. Göttingen: Hogrefe.

Muraven, M. & Baumeister, R.F. (2000). Self-regulation and depletion of limited resources: Does self-control resemble a muscle? *Psychological Bulletin, 126,* 247–259. https://doi.org/10.1037/0033-2909.126.2.247

Muraven, M., Tice, D.M. & Baumeister, R.F. (1998). Self-control as a limited resource: Regulatory depletion patterns. *Journal of Personality and Social Psychology, 74,* 774–789. https://doi.org/10.1037/0022-3514.74.3.774

Murray, H.A. (1943). *Thematic Apperception Test manual.* Cambridge, MA: Harvard University Press.

Norman, D.A. (1982). *Learning and memory*. San Francisco: Freeman.
Norman, D.A. & Bobrow, D.G. (1975). On the role of active memory processes in perception and cognition. In C.N. Cofer (Ed.), *The structure of human memory*. San Francisco: Freeman.
Oaten, M. & Cheng, K. (2005). Academic examination stress impairs self-control. *Journal of Social and Clinical Psychology, 24*, 254–279. https://doi.org/10.1521/jscp.24.2.254.62276
Öst, L.-G. (2009). Spezifische Phobien. In J. Margraf & S. Schneider (Hrsg.), *Lehrbuch der Verhaltenstherapie,* 31–43. Berlin: Springer. https://doi.org/10.1007/978-3-540-79543-8_2
Panadero, E., Tapia, J.A. & Huertas, J.A. (2012). Rubrics and self-assessment scripts effects on self-regulation, learning and self-efficacy in secondary education. *Learning and Individual Differences, 22,* 806–813. https://doi.org/10.1016/j.lindif.2012.04.007
Papies, E.K. & Hamstra, P. (2010). Goal Priming and Eating Behavior: Enhancing Self-Regulation by Environmental Cues. *Health Psychology, 29* (4), 384–388. https://doi.org/10.1037/a0019877
Peus, C., Frey, D. & Stöger, H. (2006). Theorie der kognitiven Dissonanz. In H.-W. Bierhoff & D. Frey (Hrsg.), *Handbuch der Sozialpsychologie und Kommunikationspsychologie*, 373–379. Göttingen: Hogrefe.
Pfingsten, U. (2009). Training sozialer Kompetenz. In J. Margraf & S. Schneider (Hrsg.), *Lehrbuch der Verhaltenstherapie,* 587–596. Heidelberg: Springer. https://doi.org/10.1007/978-3-540-79541-4_37
Piaget, J. (1929). *The child's concept of the world*. New York: Harcourt, Brace & World.
Piaget, J. (1945). *La formation du symbole chez l' enfant*. Neuchatel: Delachaux et Niestlé.
Piaget, J. (1952). *The origins of intelligence in children*. New York: International University Press. https://doi.org/10.1037/11494-000
Piaget, J. (1954). *The construction of reality in the child*. New York: Basic Books. https://doi.org/10.1037/11168-000
Piaget, J. (1976). *Die Äquilibration kognitiver Strukturen*. Stuttgart: Klett.
Power, M.J. & Dalgleish, T. (1997). *Cognition and Emotion: From Order to Disorder*. Hove: Psychology Press.
Pretz, J.E. (2008). Intuition versus analysis: Strategy and experience in complex everyday problem solving. *Memory & Cognition, 36* (3), 554–566. https://doi.org/10.3758/MC.36.3.554
Püschel, O. & Sachse, R. (2009). Eine motivationstheoretische Fundierung Klärungsorientierter Psychotherapie. In R. Sachse, J. Fasbender, J. Breil & O. Püschel (Hrsg.), *Grundlagen und Konzepte Klärungsorientierter Psychotherapie,* 89–110. Göttingen: Hogrefe.
Püschel, O., Schulte, D. & Michalak, J. (2011). Be careful what you strive for: the significance of motive-goal congruence for depressivity. *Clinical Psychology and Psychotherapy, 18,* 23–33. https://doi.org/10.1002/cpp.697
Reber, A.S. (1993). *Implicit learning and tacit knowledge. An essay on the cognitive unconscious*. New York: Oxford University Press.
Remmers, C. & Michalak, J. (2016). Losing your gut feelings. Intuition in depression. *Frontiers in Psychology, 7,* 1291.
Richards, J.M. & Gross, J.J. (1999). Composure at any cost? The cognitive consequences of emotion suppression. *Personality and Social Psychology Bulletin, 25,* 1033–1044. https://doi.org/10.1177/01461672992511010
Richards, J.M. & Gross, J.J. (2000). Emotion regulation and memory: The cognitive costs of keeping one's cool. *Journal of Personality and Social Psychology, 79* (3), 410–424. https://doi.org/10.1037/0022-3514.79.3.410
Richards, J.M. & Gross, J.J. (2006). Personality and emotional memory: How regulating emotion impairs memory for emotional events. *Journal of Research in Personality, 40,* 631–651. https://doi.org/10.1016/j.jrp.2005.07.002

Rime, B., Philippot, P., Boca, S. & Mesquita, B. (1992). Long-lasting cognitive and social consequences of emotion: Social sharing and rumination. In W. Stroebe & M. Hewstone (Eds.), *European review of social psychology, Vol. 3,* 225–258. New York: Wiley.

Robertson, S.I. (2017). *Problem Solving.* London: Routledge.

Robins, R.W. & Beer, J.S. (2001). Positive illusions about the self: Short-term benefits and long-term costs. *Journal of Personality and Social Psychology, 80,* 340–352. https://doi.org/10.1037/0022-3514.80.2.340

Rottenberg, J., & Ray, R.D., & Gross, J.J. (2007). Emotion elicitation using films. In J.A. Coan & J.J.B. Allen (Eds.), *The handbook of emotion elicitation and assessment,* 9–28. London: Oxford.

Rouis, S., Limayem, M. & Salehi-Sangari, E. (2011). Impact of Facebook Usage on Students' Academic Achievement: Role of self-regulation and trust. *Electronic Journal of Research in Educational Psychology, 9* (3), 961–994.

Rudolph, U. (2003). *Motivationspsychologie.* Weinheim: Beltz.

Ruhmland, M. & Margraf, J. (2001). Effektivität psychologischer Therapien von Panik und Agoraphobie: Meta-Analysen auf Störungsebene. *Verhaltenstherapie, 11,* 41–53. https://doi.org/10.1159/000050323

Rumelhart, D.E. (1980). Schemata: The building-blocks of cognition. In R. Spiro, B. Bruce, W. Brewer (Eds.), *Theoretical issues in reading comprehension.* Hillsdale: Erlbaum.

Rumelhart, D.E. & Ortony, A. (1977). The representation of knowledge in memory. In C.R. Anderson, R.J. Spiro & W.E. Montague (Eds.), *Schooling and the acquisition of knowledge,* 99–136. Hillsdale, NJ: Erlbaum.

Ryan, M.R. (1982). Control and information in the intrapersonal sphere: An extension of cognitive evaluation theory. *Journal of Personality and Social Psychology, 43,* 450–461. https://doi.org/10.1037/0022-3514.43.3.450

Ryan, M.R. & Deci, E.L. (1999). Approaching and avoiding self-determination: Comparing cybernetic and organismic paradigms of motivation. In R.S. Wyer Jr. (Ed.), *Perspectives on behavioral self-regulation: Advances in social cognition,* 193–215. Mahwah, NJ: Lawrence Erlbaum Associates, Inc.

Ryan, R.M. & Deci, E.L. (2000). Self-determination theory and the facilitation of intrinsic motivation, social development, and well-being. *American Psychologist, 55,* 68–78. https://doi.org/10.1037/0003-066X.55.1.68

Ryan, M.R. & Deci, E.L. (2006). Self-regulation and the problem of human autonomy: does psychology need choice, self-determination, and will? *Journal of Personality, 74* (6), 1557–1586. https://doi.org/10.1111/j.1467-6494.2006.00420.x

Ryan, M.R., Deci, E.L. & Grolnick, W.S. (1995). Autonomy, relatedness, and the self: Their relation to development and psychopathology. In D. Cicchetti & D.J. Cohen (Eds.), *Developmental psychopathology, 1,* 618–655. New York: Wiley.

Ryan, M.R., Huta, V. & Deci, E.L. (2008). Living well: a self-determination theory perspektive on eudaimonia. *Journal of Happiness Studies, 9,* 139–170. https://doi.org/10.1007/s10902-006-9023-4

Ryan, M.R., Sheldon, K.M., Kasser, T. & Deci, E.L. (1996). All goals are not created equal: An organismic perspective on the nature of goals and their regulation. In P.M. Gollwitzer & J.A. Bargh (Eds.), *The psychology of action: Linking cognition and motivation to behavior,* 7–26. New York: Guilford.

Sachse, R. (1983). Das Ein-Personen-Rollenspiel: Ein integratives Therapieverfahren. *Partnerberatung, 4,* 187–200.

Sachse, R. (1987). Wat betehent zeffexploratie en hoe kann een therapeut het zelfexploratic proces von de client bevonderen? *Psychotherapeutisch Paspoort, 4,* 71–93.

Sachse, R. (1988). Steuerung des Explizierungsprozesses von Klienten durch zentrale Bearbeitungsangebote des Therapeuten. In W. Schönpflug (Hrsg.), *Bericht über den 36. Kongress der Deutschen Gesellschaft für Psychologie in Berlin, Bd. 1.* Göttingen: Hogrefe.

Sachse, R. (1990a). Acting purposefully in client-centered therapy. In P.J.D. Drenth, J.A. Sergeant & R.-J. Takens (Eds.), *European perspectives in psychology, 1,* 65–80. New York: Wiley.

Sachse, R. (1990b). Concrete interventions are crucial: The influence of therapist's processing-proposals on the client's intra-personal exploration. In G. Lietaer, J. Rombauts & R. van Balen (Eds.), *Client-centered and experiential psychotherapy in the nineties,* 295–308. Leuven: University Press.

Sachse, R. (1990c). Schwierigkeiten im Explizierungsprozeß psychosomatischer Klienten: Zur Bedeutung von Verstehen und Prozeßdirektivität. *Zeitschrift für Klinische Psychologie, Psychopathologie und Psychotherapie, 38,* 191–205.

Sachse, R. (1990d). The influence of therapists' processing proposals on the explication process of the client. *Person-Centered Review, 5,* 321–344.

Sachse, R. (1991a). Spezifische Wirkfaktoren in der Klientenzentrierten Psychotherapie: Zur Bedeutung von Bearbeitungsangeboten und Inhaltsbezügen. *Verhaltenstherapie und psychosoziale Praxis, 23,* 157–171.

Sachse, R. (1991b). Zielorientiertes Handeln in der Gesprächspsychotherapie: Steuerung des Explizierungsprozesses von Klienten durch zentrale Bearbeitungsangebote des Therapeuten. In D. Schulte (Hrsg.), *Therapeutische Entscheidungen,* 89–106. Göttingen: Hogrefe.

Sachse, R. (1992a). *Zielorientierte Gesprächspsychotherapie – Eine grundlegende Neukonzeption.* Göttingen: Hogrefe.

Sachse, R. (1992b). Differential Effects of Processing Proposals and Content References on the Explication Process of Clients with Different Starting Conditions. *Psychotherapy Research, 4,* 235–251. https://doi.org/10.1080/10503309212331333004

Sachse, R. (1992c). Zielorientiertes Handeln in der Gesprächspsychotherapie: Zum tatsächlichen und notwendigen Einfluß von Therapeuten auf die Explizierungsprozesse bei Klienten. *Zeitschrift für Klinische Psychologie, 21,* 286–301.

Sachse, R. (1993). Empathie. In A. Schorr (Hrsg.), *Handwörterbuch der Angewandten Psychologie,* 170–173. Bonn: Deutscher Psychologen-Verlag.

Sachse, R. (1995). *Der psychosomatische Klient in der Praxis: Grundlagen einer effektiven Therapie mit „schwierigen" Klienten.* Stuttgart: Kohlhammer.

Sachse, R. (1996a). Empathisches Verstehen. In M. Linden & M. Hautzinger (Hrsg.), *Verhaltenstherapie: Techniken, Einzelverfahren und Behandlungsanleitungen,* 24–30. Berlin: Springer.

Sachse, R. (1996b). *Praxis der Zielorientierten Gesprächspsychotherapie.* Göttingen: Hogrefe.

Sachse, R. (1997). *Persönlichkeitsstörungen: Psychotherapie dysfunktionaler Interaktionsstile.* Göttingen: Hogrefe.

Sachse, R. (1999). Persönlichkeitsstörungen. *Psychotherapie dysfunktionaler Interaktionsstile,* 2. Auflage. Göttingen: Hogrefe.

Sachse, R. (2001). *Psychologische Psychotherapie der Persönlichkeitsstörungen.* Göttingen: Hogrefe.

Sachse, R. (2002). *Histrionische und narzisstische Persönlichkeitsstörungen.* Göttingen: Hogrefe.

Sachse, R. (2003). *Klärungsorientierte Psychotherapie.* Göttingen: Hogrefe.

Sachse, R. (2004a). *Persönlichkeitsstörungen. Leitfaden für eine Psychologische Psychotherapie.* Göttingen: Hogrefe.

Sachse, R. (2004b). Histrionische und narzisstische Persönlichkeitsstörungen. In R. Merod (Hrsg.), *Behandlung von Persönlichkeitsstörungen,* 357–404. Tübingen: DGVT-Verlag.

Sachse, R. (2004c). *Selbstverliebt – aber richtig.* Klett-Cotta.

Sachse, R. (2006a). *Psychologische Psychotherapie bei chronisch entzündlichen Darmerkrankungen.* Göttingen: Hogrefe.

Sachse, R. (2006b). *Persönlichkeitsstörungen verstehen – Zum Umgang mit schwierigen Klienten.* Bonn: Psychiatrie-Verlag.
Sachse, R. (2006c). Klärungsorientierte Psychotherapie. In R. Sachse & P. Schlebusch (Hrsg.), *Perspektiven Klärungsorientierter Psychotherapie,* 15–45. Lengerich: Pabst.
Sachse, R. (2006d). Die Bearbeitung dysfunktionaler Schemata im Ein-Personen-Rollenspiel. In R. Sachse & P. Schlebusch (Hrsg.), *Perspektiven Klärungsorientierter Psychotherapie,* 255–280. Lengerich: Pabst.
Sachse, R. (2007). Klärungsorientierte Psychotherapie. In J. Kriz & Th. Slunecko (Hrsg.), *Gesprächspsychotherapie,* 138–150. Wien: Facultas UTB.
Sachse, R. (2008a). Klärungsprozesse in der Psychotherapie. In J. Margraf & S. Schneider (Hrsg.), *Lehrbuch der Verhaltenstherapie,* 3. Auflage, 227–232. Berlin: Springer. https://doi.org/10.1007/978-3-540-79541-4_13
Sachse, R. (2008b). Histrionische und narzisstische Persönlichkeitsstörung. In M. Hermer & B. Röhrle (Hrsg.), *Handbuch der therapeutischen Beziehung, Bd. 2,* 1105–1125. Tübingen: DGVT-Verlag.
Sachse, R. (2011). Empathie. In M. Linden & M. Hautzinger (Hrsg.), *Verhaltenstherapiemanual,* 121–126. Berlin: Springer-Verlag. https://doi.org/10.1007/978-3-642-16197-1_23
Sachse, R. (2013a). *Persönlichkeitsstörungen: Leitfaden für eine psychologische Psychotherapie,* 2. Auflage. Göttingen: Hogrefe.
Sachse, R. (2013b). Das Ein-Personen-Rollenspiel: Ein therapeutisches Rahmenmodell. *Psychotherapie im Dialog, 3,* 43–47. https://doi.org/10.1055/s-0033-1357151
Sachse, R. (2014a). Schemata und ihre Relevanz für affektive und emotionale Verarbeitung. In R. Sachse & T.A. Langens (Hrsg.), *Emotionen und Affekte in der Psychotherapie,* 56–70. Göttingen: Hogrefe.
Sachse, R. (2014b). Therapeutische Arbeit mit Affekten. In R. Sachse & T.A. Langens (Hrsg.), *Emotionen und Affekte in der Psychotherapie,* 135–137. Göttingen: Hogrefe.
Sachse, R. (2014c). *Klärungsorientierte Verhaltenstherapie des Narzissmus. Psychotherapie,* 19–1, 1–9.
Sachse, R. (2014d). Therapeutischer Umgang mit Emotionen. In R. Sachse & T.A. Langens (Hrsg.), *Emotionen und Affekte in der Psychotherapie,* 73–87. Göttingen: Hogrefe.
Sachse, R. (2014e). *Manipulation und Selbsttäuschung. Wie gestalte ich mir die Welt so, dass sie mir gefällt: Manipulationen nutzen und abwenden.* Berlin: Springer. https://doi.org/10.1007/978-3-642-54823-9_1
Sachse, R. (2015a). Empathie. In M. Linden & M. Hautzinger (Hrsg.), *Verhaltenstherapie-Manual,* 105–110. Heidelberg: Springer. https://doi.org/10.1007/978-3-642-55210-6_21
Sachse, R. (2015b). Ein-Personen-Rollenspiel: Vorgehen, Anwendungsbereiche und Einsatz im Therapieprozess. In R. Sachse, S. Schirm & S. Kiszkenow (Hrsg.), *Klärungsorientierte Psychotherapie in der Praxis,* 53–62. Lengerich: Pabst.
Sachse, R. (2016a). *Klärungsprozesse in der Klärungsorientierten Psychotherapie.* Göttingen: Hogrefe. https://doi.org/10.1026/02726-000
Sachse, R. (2016b). *Therapeutische Beziehungsgestaltung.* Göttingen: Hogrefe. https://doi.org/10.1026/02718-000
Sachse, R. (2016c). Was sind und was sollen Klärungsprozesse? In R. Sachse & M. Sachse (Hrsg.), *Klärungsprozesse in der Praxis II,* 15–29. Lengerich: Pabst.
Sachse, R. (2016d). Klärungsorientierte Verhaltenstherapie der histrionischen Persönlichkeitsstörung. *PTT-Persönlichkeitsstörungen: Theorie und Therapie, Hysterie,* 20.3, 213–222.
Sachse, R. (2016e). Was macht Schemata änderungsresistent? In R. Sachse & M. Sachse (Hrsg.), *Klärungsprozesse in der Praxis II,* 30–47. Lengerich: Pabst.
Sachse, R. (2017). *Psychosomatische Störungen.* Göttingen: Hogrefe.

Sachse, R. (2018a). Chronisch entzündliche Darmerkrankungen. In C.W. Kohlmann, C. Salewski & M.A. Wirtz (Hrsg.), *Psychologie in der Gesundheitsförderung,* 639. Göttingen: Hogrefe.
Sachse, R. (2018b). *Klärungsorientierte Psychotherapie psychosomatischer Störungen.* Göttingen: Hogrefe. https://doi.org/10.1026/02918-000
Sachse, R. (2019). *Persönlichkeitsstörungen,* 3. Auflage. Göttingen: Hogrefe. https://doi.org/10.1026/02906-000
Sachse, R., Breil, J. & Fasbender, J. (2009). Beziehungsmotive und Schemata: Eine Heuristik. In R. Sachse, J. Fasbender, J. Breil & O. Püschel (Hrsg.), *Grundlagen und Konzepte Klärungsorientierter Psychotherapie,* 66–88. Göttingen: Hogrefe.
Sachse, R., Breil, J. & Fasbender, J. (2013). *Klärungsorientierte Paartherapie.* Göttingen: Hogrefe.
Sachse, R., Breil, J., Fasbender, J., Püschel, O. & Sachse, M. (2009). Was ist Klärungsorientierte Psychotherapie? In R. Sachse, J. Fasbender, J. Breil & O. Püschel (Hrsg.), *Grundlagen und Konzepte Klärungsorientierter Psychotherapie,* 15–31. Göttingen: Hogrefe.
Sachse, R. & Collatz, A. (2012). *Wie ruiniere ich meine Karriere – und zwar systematisch!* Stuttgart: Klett-Cotta.
Sachse, R. & Fasbender, J. (2010). Klärungsprozesse in der Psychotherapie. In W. Lutz (Hrsg.), *Lehrbuch Psychotherapie,* 377–392. Bern: Huber.
Sachse, R. & Fasbender, J. (2013). Einpersonenrollenspiel. In W. Senf, M. Broda & B. Wilms (Hrsg.), *Techniken der Psychotherapie. Ein Methodenübergreifendes Kompendium,* 83–86. Stuttgart: Thieme.
Sachse, R. & Fasbender, J. (2015). Was zeichnet Klärungsorientierte Psychotherapie aus? In R. Sachse, S. Schirm & S. Kiszkenow (Hrsg.), *Klärungsorientierte Psychotherapie in der Praxis,* 13–28. Lengerich: Pabst.
Sachse, R., Fasbender, J. & Breil, J. (2009). Klärungsprozesse: Was soll im Therapieprozess geklärt werden? In R. Sachse, J. Fasbender, J. Breil & O. Püschel (Hrsg.), *Grundlagen und Konzepte Klärungsorientierter Psychotherapie,* 36–64. Göttingen: Hogrefe.
Sachse, R., Fasbender, J., Breil, J. & Sachse, M. (2011). Bearbeitung von Schemata im Ein-Personen-Rollenspiel. In R. Sachse, J. Fasbender, J. Breil & M. Sachse (Hrsg.), *Perspektiven Klärungsorientierter Psychotherapie II,* 184–204. Lengerich: Pabst.
Sachse, R., Fasbender, J., Breil, J. & Sachse, M. (2012). *Klärungsorientierte Psychotherapie der histrionischen Persönlichkeitsstörung.* Göttingen: Hogrefe.
Sachse, R. & Langens, T.A. (2014a). *Emotionen und Affekte in der Psychotherapie.* Göttingen: Hogrefe.
Sachse, R. & Langens, T.A. (2014b). Bedeutung von Affekten. In R. Sachse & T.A. Langens (Hrsg.), *Emotionen und Affekte in der Psychotherapie,* 34–46. Göttingen: Hogrefe.
Sachse, R. & Langens, T.A. (2014c). Emotionspsychologie und Psychotherapie. In R. Sachse & T.A. Langens (Hrsg.), *Emotionen und Affekte in der Psychotherapie,* 15–29. Göttingen: Hogrefe.
Sachse, R. & Langens, T.A. (2014d). Implikationsstrukturen von Emotionen. In R. Sachse & T.A. Langens (Hrsg.), *Emotionen und Affekte in der Psychotherapie,* 47–55. Göttingen: Hogrefe.
Sachse, R. & Sachse, C. (2006). *Wie ruiniere ich meine Beziehung – aber endgültig?* Stuttgart: Klett-Cotta.
Sachse, R. & Sachse, M. (2009). Klärungsorientierte Psychotherapie: Empirische Ergebnisse und Schlussfolgerungen für die Praxis. In R. Sachse, J. Fasbender, J. Breil & O. Püschel (Hrsg.), *Grundlagen und Konzepte Klärungsorientierter Psychotherapie,* 232–252. Göttingen: Hogrefe.
Sachse, R., Sachse, M. & Fasbender, J. (2010). *Klärungsorientierte Psychotherapie von Persönlichkeitsstörungen.* Göttingen: Hogrefe.
Sachse, R., Sachse, M. & Fasbender, J. (2011). *Klärungsorientierte Psychotherapie der narzisstischen Persönlichkeitsstörung.* Göttingen: Hogrefe.
Schank, P.C. & Abelson, R.P. (1977). *Scripts, plans, goals and understanding.* Hillsdale: Erlbaum.

Scheier, M.F. (1980). Effects of public and private self-consciousness on the public expression of personal beliefs. *Journal of Personality and Social Psychology, 39,* 514–521. https://doi.org/10.1037/0022-3514.39.3.514

Scheier, M.F., Buss, A.H. & Buss, D.M. (1978). Self-consciousness, self-report of aggressiveness, and aggression. *Journal of Research in Personality, 12,* 133–140. https://doi.org/10.1016/0092-6566(78)90089-2

Scheier, M.F. & Carver, C.S. (1983). Self-directed attention and the comparison of self with standards. *Journal of Experimental Social Psychology, 19,* 205–222. https://doi.org/10.1016/0022-1031(83)90038-0

Scheier, M.F. & Carver, C.S. (1985). The Self-Consciousness Scale: A Revised Version for Use with General Populations. *Journal of Applied Social Psychology, 15,* 687–699. https://doi.org/10.1111/j.1559-1816.1985.tb02268.x

Scheier, M.F. & Carver, C.S. (1988). A model of behavioral self-regulation: Translating intention into action. *Advances in Experimental Social Psychology, 21,* 303–346. https://doi.org/10.1016/S0065-2601(08)60230-0

Scheier, M.F., Carver, C.S. & Gibbons, F.X. (1979). Self-directed attention, awareness of bodily states, and suggestibility. *Journal of Personality and Social Psychology, 37,* 1576–1588. https://doi.org/10.1037/0022-3514.37.9.1576

Scherer, K.R. (1982). Emotion as a process: function, origin, and regulation. *Social Science Information, 21,* 555–570. https://doi.org/10.1177/053901882021004004

Scherer, K.R. (1984). On the nature and function of emotion: A component process approach. In K.R. Scherer & P. Ekman (Eds.), *Approaches to Emotion,* 293–318. Hillsdale, N.J.: Erlbaum.

Scherer, K.R. (1988). Criteria for emotion-antecedent appraisal: A review. In V. Hamilton, G.H. Bower & N.H. Frijda (Eds.), *Cognitive perspectives on emotion and motivation,* 89–126. Dordrecht: Kluwer. https://doi.org/10.1007/978-94-009-2792-6_4

Scherer, K.R. (1991). Criteria for emotion-antecedent appraisal: a review. In V. Hamilton, G.H. Bower & N.H. Fridja (Eds.), *Cognitive Perspective on Motivation and Emotion,* 89–126. Dordrecht: Nijhoff.

Scherer, K.R. (1996). Emotion. In M. Hewstone, W. Stroebe & G.M. Stephenson (Eds.), *Introduction to Social Psychology,* 279–315. Oxford: Blackwell.

Schmidt, S., Tinti, C., Levine, L.J. & Testa, S. (2010). Appraisals, emotions and emotion regulation: An integrative approach. *Motivation and Emotion, 34* (1), 63–72. https://doi.org/10.1007/s11031-010-9155-z

Schmuck, P., Kasser, T. & Ryan, R.M. (2000). Intrinsic and extrinsic goals: Their structure and relationship to well-being in German and U.S. college students. *Social Indicators Research, 50,* 225–241. https://doi.org/10.1023/A:1007084005278

Schmuck, P. & Sheldon, K.M. (2001). *Life goals and well-being: towards a positive psychology of human striving.* Seattle: Hogrefe Publishing.

Schultheiss, O.C. & Brunstein, J.C. (1999). Goal Imagery: Bridging the Gap between Implicit Motives and Explicit Goals. *Journal of Personality, 67* (1), 1–38. https://doi.org/10.1111/1467-6494.00046

Schultheiss, O.C. & Brunstein, J.C. (2001). Assessment of implicit motives with a research version of the TAT: Picture profiles, gender differences and relations to other personality measures. *Journal of Personality Assessment, 77* (1), 71–86. https://doi.org/10.1207/S15327752JPA7701_05

Schwarz, N. (2001). Feelings as information: Implications for affective influences on information processing. In L.L. Martin & G.L. Clore (Eds.), *Theories of mood and cognition: A user's handbook,* 159–176. Mahwah: Erlbaum.

Seel, N.M. (1991). *Weltwissen und mentale Modelle.* Göttingen: Hogrefe.

Segal, Z.V. (1988). Appraisal of the self-schema construct in cognitive models of depression. *Psychological Bulletin, 103,* 147–162. https://doi.org/10.1037/0033-2909.103.2.147

Sheldon, K.M., Kasser, T., Smith, K. & Share, T. (2002). Personal goals and psychological growth: Testing an intervention to enhance goal attainment and personality integration. *Journal of Personality, 70* (1), 5–31. https://doi.org/10.1111/1467-6494.00176

Sheldon, K. M., Ryan, R. M., Rawsthorne, L. J., & Ilardi, B. (1997). Trait self and true self: Cross-role variation in the big five personality traits and its relations with psychological authenticity and subjective well-being. *Journal of Personality and Social Psychology, 73*, 1380–1393. https://doi.org/10.1037/0022-3514.73.6.1380

Sheldon, K. & Schmuck, P. (2001). Suggestions for healthy goal striving. In P. Schmuck & K. Sheldon (Eds.), *Life goals and well-being: Towards a positive psychology of human striving,* 216–230. Seattle: Hogrefe.

Shoda, Y., Mischel, W. & Peake, P.K. (1990). Predicting adolescent cognitive and self-regulatory competencies from preschool delay of gratification: Identifying diagnostic conditions. *Developmental Psychology, 26,* 978–986. https://doi.org/10.1037/0012-1649.26.6.978

Smith, C.P. (1992). *Motivation and personality: Handbook of thematic content analysis.* New York: Cambridge University Press. https://doi.org/10.1017/CBO9780511527937

Smith, P.B. & Bond, M.H. (1998). *Social psychology across cultures.* London: Prentice Hall Europe.

Smith, P.B., Bond, M.H. & Kagitcibasi, C. (2006). *Understanding social psychology across cultures.* London: SAGE.

Snyder, M. (1979). Self-monitoring processes. In L. Berkowitz (Ed.), *Advances in experimental social psychology, Vol. 12.* New York: Academic Press.

Solberg Nes, L., Roach, A.R. & Segerstrom, S.C. (2009). Executive Functions, Self-Regulation, and Chronic Pain: A Review. *Annals of Behavioral Medicine, 37,* 173–183. https://doi.org/10.1007/s12160-009-9096-5

Spangler, W.D. (1992). Validity of questionnaire and TAT measures of need for achievement: Two meta-analyses. *Psychological Bulletin, 112,* 140–154. https://doi.org/10.1037/0033-2909.112.1.140

Steinberg, L. (2004). Risk taking in adolescence: What changes, and why? *Annals New York Academy of Sciences, 1021,* 51–58. https://doi.org/10.1196/annals.1308.005

Steinberg, L. (2005). Cognitive and affective development in adolescence. *Trends in Cognitive Sciences, 9,* 69–74. https://doi.org/10.1016/j.tics.2004.12.005

Stenzel, N.M. & Krumm, S. (2017). Problemlösetraining. In E.-L. Brakemeier & F. Jacobi (Hrsg.), *Verhaltenstherapie in der Praxis,* 311–321. Weinheim: Beltz.

Stephan, A. (1999). *Emergenz. Von der Unvorhersehbarkeit zur Selbstorganisation.* Dresden: Dresden University Press.

Stepper, S. & Strack, F. (1993). Proprioceptive determinants of emotional and nonemotional feelings. *Journal of Personality and Social Psychology, 64,* 211–220. https://doi.org/10.1037/0022-3514.64.2.211

Strack, F. (1992). The different routes to social judgment: Experiential versus informational based strategies. In L.L. Martin & A. Tesser (Eds.), *The Construction of Social Judgment,* 249–275. Nahwah: Erlbaum.

Strack, F., Martin, L.L. & Stepper, S. (1988). Inhibiting and facilitating conditions of the human smile: A nonobtrusive test of the facial feedback hypothesis. *Journal of Personality and Social Psychology, 54,* 768–777. https://doi.org/10.1037/0022-3514.54.5.768

Tallis, F. (1995). *Obsessive Compulsive Disorder: A Cognitive and Neuropsychological Perspective.* Chichester: Wiley.

Taylor, S.E. & Brown, J.D. (1988). Illusion and well-being: A social psychological perspective on mental health. *Psychological Bulletin, 103,* 193–210. https://doi.org/10.1037/0033-2909.103.2.193

Taylor, S.E. & Crocker, J. (1981). Schematic bases of social information processing. In E.T. Higgins, P. Herman & M. Zanna (Eds.), *Social cognition: The Ontario Symposium, Vol. 1.* Hillsdale: Erlbaum.

Teasdale, J.D. (1996). Clinically relevant theory: integrating clinical insight with cognitive science. In P.M. Salkovskis (Ed.), *Frontiers of Cognitive Therapy.* New York: Guilford.

Teasdale, J.D. (1997). The relationship between cognition and emotion: the mind-in-place in mood disorders. In D.M. Clark & C.G. Fairburn (Eds.), *Science and Practice of Cognitive Behaviour Therapy,* 67–93. Oxford: Oxford University Press.

Teasdale, J.D. & Barnard, P.J. (1993). *Affect cognition and change: re-modelling depressive thought.* Hove: Erlbaum.

Teasdale, J.D., Segal, Z.V., Williams, J.M.G., Ridgeway, V.A., Sousky, J. & Lau, M.A. (2000). Prevention of relapse/recurrence in major depression by mindfulness-based cognitive therapy. *Journal of Consulting and Clinical Psychology, 68,* 615–623. https://doi.org/10.1037/0022-006X.68.4.615

Treffinger, D.J., Selby, E.C. & Isaksen, S.G. (2008). *Learning and Individual Differences, 18,* 390–401. https://doi.org/10.1016/j.lindif.2007.11.007

Triandis, H.C., Lambert, W., Berry, J., Lonner, W., Heron, A., Brislin, R. & Draguns, J. (1980). *Handbook of cross-cultural psychology.* Boston, MA: Allyn & Bacon.

Ulich, D. (1991). *Emotionale Entwicklung als Aufbau emotionaler Schemata. Augsburger Berichte zur Entwicklungspsychologie und Pädagogischen Psychologie,* Nr. 54. Universität Augsburg.

Ulich, D. (1994). Sozialisations- und Erziehungseinflüsse in der emotionalen Entwicklung. In K. Schneewind (Hrsg.), *Psychologie der Erziehung und Sozialisation. Enzyklopädie der Psychologie, Themenbereich D, Serie I, Bd. 1,* 229–257. Göttingen: Hogrefe.

Ulich, D., Kienbaum, J. & Volland, C. (1999). Emotionale Schemata und Emotionsdifferenzierung. In W. Friedlmeier & M. Holodynski (Hrsg.), *Emotionale Entwicklung,* 52–98. Heidelberg: Spektrum.

Ulich, D. & Mayring, P. (1992). *Psychologie der Emotionen.* Stuttgart: Kohlhammer.

Vohs, K.D., Baumeister, R.F., Schmeichel, B.J., Twenge, J.M., Nelson, N.M. & Tice, D.M. (2008). Making Choices Impairs Subsequent Self-Control: A Limited-Resource Account of Decision Making, Self-Regulation, and Active Initiative. *Journal of Personality and Social Psychology, 94* (5), 883–898. https://doi.org/10.1037/0022-3514.94.5.883

Vollmer, G. (1975). *Evolutionäre Erkenntnistheorie.* Leipzig: S. Hirzel Verlag.

Vollmer, G. (2003). *Wieso können wir die Welt erkennen?* Leipzig: S. Hirzel Verlag.

Weinberger, J. & McClelland, D.C. (1990). Cognitive versus traditional motivational models: Irreconcilable or complementary? In E.T. Higgins & R.M. Sorrentino (Eds.), *Handbook of motivation and cognition: Foundations of social behavior, Vol. 2,* 562–597. New York: Guilford.

Weiner, B. (1977). *Theories of motivation – from mechanism to cognition.* Chicago: Markham Publishing Company.

Wiese, C.W., Tay, L., Duckworth, A.L., D'Mello, S., Kuykendall, L., Hofmann, W., Baumeister, R.F. & Vohs, K.D. (2017). Too much of a good thing? Exploring the inverted-U relationship between self-control and happiness. *Journal of Personality, 86,* 380–396. https://doi.org/10.1111/jopy.12322

Wong, M.M. (2008). Perceptions of Parental Involvement and Autonomy Support: Their Relations with Self-Regulation, Academic Performance, Substance Use and Resilience among Adolescents. *North American Journal of Psychology, 10* (3), 497–518.

Wüstenberg, S., Greiff, S. & Funke, J. (2012). Complex problem solving – More than reasoning? *Intelligence, 40,* 1–14. https://doi.org/10.1016/j.intell.2011.11.003

Zhong, N., Wang, Y. & Chiew, V. (2010). On the cognitive process of human problem solving. *Cognitive Systems Research, 11,* 81–92. https://doi.org/10.1016/j.cogsys.2008.08.003

Zimmer, H. D. (2006). Repräsentation und Repräsentationsformate. In J. Funke & P. A. Frensch (Hrsg.), *Handbuch der Allgemeinen Psychologie – Kognition*, 325–333. Göttingen: Hogrefe.

Zimmerman, B. J. (1989). A social cognitive view of self-regulated academic learning. *Journal of Educational Psychology, 81*, 329–339. https://doi.org/10.1037/0022-0663.81.3.329

Zimmerman, B. J. (2000). Attaining self-regulation: A social cognitive perspective. In M. Boekaerts, P. R. Pintrich & M. Zeidner (Eds.), *Handbook of self-regulation*, 13–39. New York, NY: Academic Press.

Zimmerman, B. J. (2008). Investigating Self-Regulation and Motivation: Historical Background, Methodological Developments, and Future Prospects. *American Educational Research Journal, 45* (1), 166–183. https://doi.org/10.3102/0002831207312909

Zimmerman, B. J. & Martinez-Pons, M. (1986). Development of a structured interview for assessing students' use of self-regulated learning strategies. *American Educational Research Journal, 23*, 614–628. https://doi.org/10.3102/00028312023004614

Zimmerman, B. J. & Martinez-Pons, M. (1988). Construct validation of a strategy model of student self-regulated learning. *Journal of Educational Psychology, 80*, 284–290. https://doi.org/10.1037/0022-0663.80.3.284

Zimmerman, B. J. & Schunk, D. h. (2001). *Self-regulated learning and academic achievement: theory, research and practice.* New York: Springer-Verlag.

Znoj, H. (2006). Bereavement and posttraumatic growth. In L. Calhoun & R. Tedeschi (Eds.), *The Handbook of Posttraumatic Growth: Research and Practice*, 176–196. Mahwah, NJ: Lawrence Erlbaum.

Znoj, H. (2008). *Regulation emotionaler Prozesse in Psychotherapie und Verhaltensmedizin*. Bern: Peter Lang.

Znoj, H. & Grawe, K. (2000). The control of unwanted states and psychological health: Consistency safeguards. In A. Grob & W. Perrig (Eds.), *Control of Human Behaviour, Mental Processes and Awareness*, 263–282. New York: Lawrence Erlbaum.

Znoj, H. J. & Lude, P. (2002). Regulation of emotion and psychological symptoms in people with spinal cord injury. *Swiss Journal of Psychology, 61* (4), 203–210. https://doi.org/10.1024/1421-0185.61.4.203

Znoj, H. J., Nick, L. & Grawe, K. (2004). Intrapsychische und interpersonale Regulation von Emotionen im Therapieprozess. *Zeitschrift für Klinische Psychologie und Psychotherapie, 33* (4), 261–269. https://doi.org/10.1026/1616-3443.33.4.261